何裕民精准饮食抗癌智慧

畅销书《癌症只是慢性病：何裕民教授抗癌新视点》
《生了癌，怎么吃：何裕民教授饮食抗癌新视点》
著者最新力作

U0112612

生了肺癌，怎么吃

主 审：何裕民　主　编：孙丽红

副主编：蹇妮彤

编　委：洪丽　杨涛

CS ｜ 湖南科学技术出版社

·长沙·

肺为娇脏，需从多方面呵护

肺癌是中国（乃至世界）第一大癌，也是中国死亡率极高、死亡人数最多的癌。更好地解决肺癌诊疗及康复问题，是几乎所有肿瘤医生的夙愿！孙丽红教授主编的《生了肺癌，怎么吃》样稿被放在书桌上，我急迫地看了，十分欣慰！这毕竟对人类更好地抵御肺癌贡献了力量，而且是"中国式"的"接地气"之力量，自然想多说几句。

孙丽红教授是笔者多年前所带的在职攻读博士，主攻的就是饮食营养与癌症防治。当时，她已在上海中医药大学从事与饮食健康相关的教学工作多年，她一边出门诊，一边做课题，所做的博士课题就是常见癌种与饮食营养的关系。研究后明确得出结论：城市里的许多癌症，特别是肠癌、肺癌、乳腺癌等，很大程度上就是吃得不适合所诱发出来的！

博士毕业后孙丽红教授一直从事营养学教研工作，同时在全国各地奔走，研究、讲学及科普等，她希望通过饮食调控的方法来帮助芸芸众生防范肿瘤，远离癌症。在当时，关注此问题者寥寥无几，且她的结论是借助实证性研究得出的，不仅填补了国内相关研究之空白，而且，说服力颇强，社会影响颇大。故这些年来，孙丽红教授一直是这个领域的佼佼者、引头羊及影响广泛的领导者。特别是她还致力于现代媒体（包括各地电视台等）的科普宣传，让普罗大众知晓相关知识的同时，也使她成为癌症营养饮食领域当之无愧的"网红"。

言归正传，关于肺癌要说的话很多。比如说，接受本人系统诊疗的第一个患者就是位肺癌患者，我经常在各种场合回忆起他。我之所以会对肿瘤感兴趣，就是因为这次亲身经历。我毕业留校不久，1978年底接待了一个来自家乡义乌的患者，他是当地的一个领导，被确诊生了肺癌。他知道我是上山下乡插队落户义乌的，专程来找我。并用当时时兴的政治术语说，我"是贫下中农培养的"，"接受'再教育'出来的，有义务回报家乡"，要求我帮他联系看病。非常遗憾，跑了几家上海大医院都不接受。因为当时社会定见——十个癌症九个埋，还有一个不是癌。谁都对癌症没有兴趣，谁也不愿意接受这类患者。那时，医疗没有竞争氛围，而且，医院都是公立的，服务极其一般。潜意识里大家都认为此人必死无疑，何必自找麻烦。没法，我实话实说。没想到他就是不走，赖在我处。也许知道回去就一切都完了……当时居住条件很差，因此得想办法打发他回去，他还有冠心病，我就找了个非常有名的老中医给他看冠心病，但只说是冠心病（不敢说有肿瘤，一说肺癌，老中医肯定不看），因为他们语言不通，由我翻译。该老中医很有名，给国家领导看过病。而针对肺癌我则在老中医的方子中给他调整几味药（因为我也是医师），他兴冲冲地回去了。以后就书信联系（那时电话联系不可能），给他不断地调整处方。结果，1978年底的晚期肺癌患者，居然活到1989年后才失去联系的，整整活了11年！此事让我这个喜欢哲思的医师想了很多——他为什么能活这么久？不是谁都认为肺癌必死无疑的吗？当时我根本不认为能医好他！也许认为是名中医的光环"笼罩"了他！从这个案例出发，我逐渐认识到，对癌症，人类认知本身需纠正，思路需调整，针对癌的治疗措施，还有不少方面须优化及完善。可以说，正是肺癌的正反例证，促使自己极想在癌症领域探索。

肺癌是笔者临床诊治最多的疾病。在统计的数据库里，我们诊治肺癌患者逾 6400 例，当然，治疗效果不见得都好，但至少有这么多患者需要我们救治。因此，对于肺癌笔者特别感慨，我有位好朋友就是死于肺癌。他军人转业，原本喝酒厉害，世纪之交急性肝损伤，经中西医抢救过来后，酒喝得少了，抽烟仍很厉害。笔者力劝，不听，结果肝病缓解 18 年后，被晚期肺癌盯上了。我们努力诊治了两年多，最后还是走了。笔者常感内疚，如当时坚持劝烟，也许不至于如此。因为肺癌是比较可防可控的。美国的大样本数据表明：通过控制烟，调整饮食，已大幅度减少了肺癌的发生率及死亡率。这是最有说服力的证明了。

肺癌是一个欲说还休的话题。我有一位忘年交在脑海中始终挥之不去，他原本是中部某省的领导，2000 年前后确诊为晚期肺癌，烟瘾很大，据说他办公室的墙壁都被烟熏黄了。开始找我时，他情绪非常低落，穿着军大衣，一声不吭，因为没法手术，化疗只做了一两次就受不了；放疗几次就自动停了。然后，就用中医药，控制得很好。2007—2008 年时，状态非常好，成为当地康复楷模。2008 年以前我去该省，包括附近城市等，他都派车给我全程服务。但 2008 年后，我突然发现他反应迟钝了，餐桌上老是冲着我傻笑。后确诊为阿尔茨海默病，结果 2016 年中期他走了，死于阿尔茨海默病。后几年我去看他时，令人伤感不已。也正因为他，近年我开始特别关注阿尔茨海默病。其实，生过癌的人，特别是做过化疗或放疗的，需特别防范认知障碍问题。这方面，我觉得人们都必须提高警惕。

肺癌与其他癌不一样，因为中医认为"天气通于肺"，即肺是与外界气体直接接触交换的。所以，特别容易受外界各种因素影响。而且，肺癌患者的康复是个漫长的过程。在这漫长过程中，生活方式的优化调整就非常重要了！对此，孙丽红教授写的《生了肺癌，怎么吃》就有可能是该病患者的康复宝典及枕边指南了。

讲到肺癌，还想补充两个问题：一是肺癌患者特别怕"干"，尤其是北方患者往往对温度很敏感，但对湿度却不敏感；其实，干（湿度低）了后就易诱发咳嗽。中医学叫"燥邪伤肺"，"秋燥咳嗽"。因此，肺癌患者环境因素中要着重考虑湿度因素，最好将其维持相对湿度在 50%～60%，以避免燥邪伤肺，诱发感染、咳嗽等。当然，有个简单的对应措施——长期喝新鲜的芦苇根、茅草根、百合等，把它们当茶饮喝，会有一定的帮助。

还有就是肺癌诊断的扩大化问题。其实，这个问题美国人早在 2013 年已提出来。我在《癌症只是慢性病：何裕民教授饮食抗癌新视点》一书中也谈到了。目前，临床开过肺的癌症患者中，回顾性研究认为有近 60% 的手术是不一定必要的：既可能是开不了的，也可能是没有必要开的或者不开长期效果可能更好。特别是那些原本既不抽烟、又没临床症状而偶然发现的磨玻璃结节［肺磨玻璃结节（GGN）、肺磨玻璃影（GGO）］。现有最新资料表明：中国有几亿例磨玻璃结节患者，暂先不讲几亿例确凿与否，因为这没法系统调查。但至少有权威数据表明：50岁以上城市女性，约30%有磨玻璃结节；男性则约50%有磨玻璃结节，且往往是多发的。关于这磨玻璃结节究竟怎么看，争议颇大：有人主张尽快手术；有人不以为然，强调观察为宜。主张及时手术的人以部分结节开出来就是原位肺腺癌为例，认为宽容不得；但也有认为即使原位肺腺癌对人也没太大伤害；动不动就手术，伤害更大，属于滥杀无辜。这问题医界争论了很久。至少，本人是不太主张动不动就手术的，除非你嗜烟多年，临床出现症状，否则，观察是最好的治疗方法。我们临床几十年，已阻止了许多这类患者动手术，长期效果不错。有的患者在中医药等综合手段调理下，两三年后结节变淡甚至消失了。且以自己为例，世纪之交时我肺上也发现磨玻璃结节，8毫米大小，现已多年，相安无事。因为我早就戒烟，且无症状，充其量定期复查，一两年做次CT检查即可。为此，近期有学术机构还专门约我写论文讨论此事。我把磨玻璃结节、肺原位腺癌放在惰性肿瘤背景下一起思考，坚持认为若无抽烟史，暂无临床症状，不妨观察治疗为上策*。了不起观察时间可以缩短点，不行，再手术也无妨。

最近，世界卫生组织（WHO）得出新结论，把这种肺原

---

* 何裕民，邹晓东. 肿瘤惰性病变与医疗干预［J］. 医学与哲学，2021，42（08）：9－13，57.

位腺癌移出了肺腺癌范畴，重新命名为肺的"腺体前驱病变"。这不是名称上的咬文嚼字，而是观念上带有根本性的变革，让人们不再看到"肺腺癌"而惶恐不已！其实，这真的呼应了奥巴马时期美国专家的睿见。在讨论肺癌饮食的专著中，我觉得有必要不厌其烦地强调：今天，即便是出现了磨玻璃结节，不妨换个思路，多听各方专家意见，可以以观察为主，从容应对。

如果说几十年我们临床治疗肿瘤有所贡献的话，也许，最重要的不是说治好了多少人，而是力劝很多没有抽烟史、没临床症状，仅仅因磨玻璃结节而惶恐不安于手术者，建议他先观察观察，改变生活方式，包括惶恐情绪，很多人因此就免除了手术之伤，有的人2～3年后肿瘤居然消失了；至少绝大多数几年下来，没有任何问题，最终心宽从容地优雅生活着，也退回了"癌症患者"这顶帽子。

总之，肺癌领域通过管控饮食营养，优化膳食结构，降低其发病率及死亡率，并非天方夜谭，空穴来风！而是有扎实的事实依据及专业背书的！故孙丽红教授的这本书可谓防控肺癌的"葵花宝典"，值得芸芸大众认真学习、奉行。

上海中医药大学教授、博士生导师

中华医学会心身医学分会前任会长　何裕民

中国健诺思医学研究院创始人

2021 年 6 月 15 日

前 言

笔者读博士期间，在何裕民教授的指导下，进行了数千例癌症与饮食关系的研究，得出了很多有意义的结论。近年来笔者及导师进行了 200 多场"生了癌，怎么吃"的饮食抗癌讲座，场场爆满，并先后在全国多家电视台讲解肿瘤的科学饮食，收视率一直领先。在如此坚实的研究背景之下，同时在广大患者的积极支持下，于 2012 年 6 月出版发行了《生了癌，怎么吃：何裕民教授饮食抗癌新视点》。

《生了癌，怎么吃：何裕民教授饮食抗癌新视点》自第一版发行以来，广受好评，发行量屡创新高。此书被中国书刊发行业协会评为"2012—2013 年度全行业优秀畅销书"，被中国图书商报评为"2012 年度畅销书"，荣获出版商务周报评定的 2012 年风云图书"年度风云生活书提名奖"。所受欢迎程度远远超出了笔者的想象和预估，也确立了此书在中国民众饮食防控癌症中的历史性地位。

2015 年笔者在何裕民教授的指导下对第一版进行了修订，充实了许多新的观点、数据、资料和实例。很多患者采纳对应的食疗方后，效果甚好，在受益的同时，与他人分享自己的心得体会，很大程度上对推广中医食疗药膳文化起到了积极的作用。

近几年不断有读者和肿瘤患者及其家属提出，希望我们在《生了癌，怎么吃：何裕民教授饮食抗癌新视点》的基础上，推出专门针对具体癌种的个性化的饮食疗法书籍。肺癌是目前最常见的癌症和癌症死亡主因，而饮食不合理与肺癌的发生、发展密切相关。临床中，很多患者生了肺癌之后，不知该如何吃，往往病急乱投食，最终导致许多悲剧的发生。所以，患者及其家属急需得到科学的饮食指导，帮助患者提高治疗效果，争取早日康复！

因此，应出版社、广大读者和患者的要求，本书编写组在多年对肺癌饮食理论和实践研究的基础上，在何裕民教授的指导下，从患者需求角度出发，结合现代营养与中医食疗、基础研究报道与临床案例等多方面内容，精心编撰，始成现稿。

本书从吃出来的肺癌说起，向读者呈现了肺癌与饮食关系、东西方认识和最新权威研究结论，在向读者介绍抗肺癌的有益食物同时，列举了导致肺癌的饮食危险因素，并提出了饮食宜忌。根据不同治疗时期、不同的症状、肿瘤出现转移等，分别给出了个性化的精准营养方案，最后针对患者常见的饮食误区，进行了辨析。

希望本书能给患者及其家属带来帮助，帮助广大患者科学、合理地安排日常饮食，为健康助力加油！

《生了癌，怎么吃：何裕民教授饮食抗癌新视点》受到如此多的好评和荣誉，以及本书的完成，很大程度上得益于广大患者的支持！在此，对所有的癌症患者和广大读者表示衷心的感谢！感谢何裕民教授在本书编写过程中给予的大力支持和细心指导！感谢在本书编写过程中给予帮助的各位朋友！

孙丽红

2021 年 6 月

目 录

六 三因制宜调饮食 / 100

七 肺癌不同治疗时期的精准营养疗法 / 136

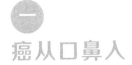

一
癌从口鼻入

肺癌是目前最常见的癌症和癌症死亡主因，这与我国吸烟人数多和烟草消费量大有关。除了众所周知的吸烟因素以外，被动吸烟、雾霾、工业污染、各种环境致癌物等，都会导致肺癌的发生，可以说肺癌是"人造灾难"。除此之外，人们所忽略的饮食不当因素，与肺癌发生也密切相关。因此，"吃"出肺癌的说法，并不为过！吃对癌症的影响之大，世界卫生组织前总干事就曾明确指出：在中国，如政府帮助国民很好地改善饮食，优化膳食结构，可以降低40%的癌症发病率和死亡率。可以说，意义非凡！

肺癌：最常见的癌症和癌症死亡主因

虽然说癌症在人们周围已经很常见，但一提起癌症，人们还是觉得不安，这与癌症发病率和死亡率高有关。而且相对于如今其他一些高发的慢性病，如心脏病、糖尿病等，人们对癌症还知之甚少。

肺癌是全世界最常见的癌症之一。根据2020年全球癌症统计数据显示，肺癌位列癌症发病总人数的第二位。2020 年全球癌症死亡病例 996 万，其中肺癌死亡 180 万例，远超其他癌症，位居癌症死亡总人数第一位。2020 年全球男性新发癌症 1007 万例，其中肺癌新发病例 144 万，位列男性新发癌症的第一位。而男性癌症死亡病例 553 万，其中肺癌死亡 119 万，也位列癌症死亡总人数第一（图 1、图 2）。

中国肺癌发病和死亡人数令人触目惊心。2020 年中国癌症新发病例 457 万，其中新发肺癌 82 万例，位居新发癌症的首位。中国癌症死亡人数 300 万，其中肺癌死亡人数遥遥领先，高达 71 万，占癌症总死亡人数的 23.8%。

上海民生中医门诊部是 1994 年成立的中医药治疗肿瘤机构，每年接受不少患者求治。在所治疗的患者中，肺癌患者人数最多。2013—2021 年期间接受癌症患者求治近 4 万例，其中肺癌患者 8148 例，占总癌症患者人数的 20% 左右（图 3）。

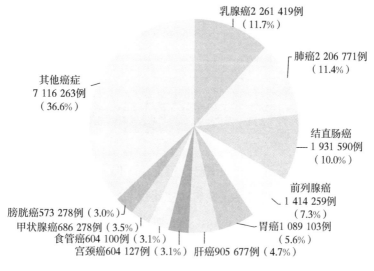

图 1　2020 年全球癌症估计新发病例

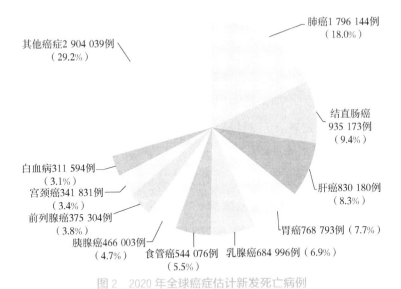

肺癌1 796 144例
（18.0%）

其他癌症2 904 039例
（29.2%）

结直肠癌
935 173例
（9.4%）

白血病311 594例
（3.1%）

宫颈癌341 831例
（3.4%）

前列腺癌375 304例
（3.8%）

肝癌830 180例
（8.3%）

胰腺癌466 003例
（4.7%）

胃癌768 793例（7.7%）

食管癌544 076例
（5.5%）

乳腺癌684 996例（6.9%）

图2　2020年全球癌症估计新发死亡病例

数据来源：刘宗超，李哲轩，张阳，等．2020全球癌症统计报告解读［J］.
肿瘤综合治疗电子杂志，2021，7（02）：1－14.

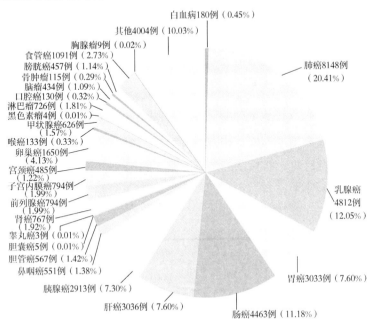

白血病180例（0.45%）

其他4004例（10.03%）

胸腺瘤9例（0.02%）

食管癌1091例（2.73%）

膀胱癌457例（1.14%）

骨肿瘤115例（0.29%）

脑癌434例（1.09%）

口腔癌130例（0.32%）

淋巴癌726例（1.81%）

黑色素瘤4例（0.01%）

甲状腺癌626例
（1.57%）

喉癌133例（0.33%）

卵巢癌1650例
（4.13%）

宫颈癌485例
（1.22%）

子宫内膜癌794例
（1.99%）

前列腺癌794例
（1.99%）

肾癌767例
（1.92%）

睾丸癌3例（0.01%）

胆囊癌5例（0.01%）

胆管癌567例（1.42%）

鼻咽癌551例（1.38%）

肺癌8148例
（20.41%）

乳腺癌
4812例
（12.05%）

胃癌3033例（7.60%）

胰腺癌2913例（7.30%）

肝癌3036例（7.60%）

肠癌4463例（11.18%）

图3　2013—2021年上海民生中医门诊部癌症患者病例分布情况

可见，在世界范围内，肺癌的发病率和死亡率都居于高位！危害性不容小觑！

人们往往认为，男性相对于女性，更易患肺癌，因为男性爱抽烟和喝酒，所以女性患肺癌的概率不高，事实并非如此！目前各项研究显示，女性肺癌发病率和死亡率均呈快速上升趋势，也处于高位状态。

根据 2020 年全球癌症统计数据显示，全球女性新发癌症923 万例，其中肺癌新发病例 77 万，位列女性新发癌症的第三位。女性癌症死亡病例 443 万，其中肺癌死亡 61 万例，位列癌症死亡人数第二。

而肺癌已成为中国男性发病和死亡人数最高的癌症，同时肺癌也成为中国女性发病率第二位和死亡人数最高的癌症。

不仅如此，据中国疾病预防控制中心统计显示，1973—2006 年的 33 年间，我国肺癌发病人数上升了 465%。肺癌在我国各省都是发病率最高的，其中，北京、东北、云南等地发病尤其显著。

何裕民教授从事肿瘤临床 40 余年，也明确表示，肺癌是他临床诊治最多的癌，患者最多。

由此可见，积极防控肺癌、减少肺癌发病率和死亡率，对人们的健康至关重要！

中国：吸烟人数和烟草消费量全球第一

看到肺癌发病率如此之高，人们马上会认为：吸烟是肺癌的罪魁祸首。不可否认，烟草的使用，对人类的健康没有任何益处，并带来了极大的危害！

烟草原产于南美洲，15世纪西班牙殖民者发现后带到了欧洲，并于明朝万历年间（1573—1620年）传进了中国。据研究癌症史的学者悉达多分析：烟草大规模流行并贻害社会，则始自于卷烟流行后。研究表明：1832年埃及和土耳其两军交战，战场上缴获了烟叶却没有烟斗，有士兵就用小纸片卷起烟草而吸。歪打正着，居然发展成一大产业。但也贻害无穷，导致了全球数以万计人员殒命于斯！须知，虽人类中肺疾一直很常见，但原本主要是感染所致及感染后经久不愈的炎症，但是19世纪后叶，香烟成为人类肺部及多个器官的第一大危害因素，遗患无穷。

香烟对人类健康的危害，相关研究和报道很多，我们看看最新的权威研究报道。2021年5月，来自中国、美国、英国及日本等国家的数百位研究人员组成全球疾病负担2019烟草合作小组，评估了204个国家和地区在1990—2019年的烟草使用率和归因于疾病的负担，并在国际顶级医学期刊《柳叶刀》发表了最新研究成果。结果显示：2019年，中国有3.41亿吸烟者，占到全球烟民的30%；2019年全球烟民共消费烟草7.41万亿支卷烟，中国烟民则消费约2.72万亿卷烟当量，占世界烟草消费量的三分之一以上。

以上数据告诉人们：中国吸烟人数和烟草消费量均居全球第一！

而且，此项研究也进一步证实，烟草给健康带来了极大的危害。该合作小组研究指出，2019年因吸烟死亡的人中，约有80%为男性，约占男性全因死亡人数的20%，在20项全球男性死亡 2 级风险因素中排名第一；而与烟草有关的女性死亡人数占女性全因死亡的比例则略低于 6％，在女性死亡因素中居第 6 位。

另外，英国和美国多项大规模长期队列研究显示，多达三分之二的长期吸烟者最终会死于与吸烟有关的疾病。

我们临床也发现，男性患肺癌，很多都有长期吸烟史，吸烟二三十年的不少。

因此，赶紧掐灭手中的香烟吧，大家都行动起来，杜绝烟草！

不可忽视的被动吸烟致癌

很明显，我国的肺癌发病率高与我国的烟民太多有关，吸烟是诱发肺癌的首要因素。据估计，超过 90％的男性肺癌病例与吸烟有关。抽烟可吸入大量的致癌物，如煤焦油、尼古丁等，吸一口烟可吸入几百万个自由基分子，这会严重损伤肺组织，容易导致肺癌。

但数据显示，中国女性肺癌发病率也呈上升趋势，而吸烟在中国女性中并不普遍。临床中，常有女性肺癌患者问导师何裕民教授和笔者："都说男性抽烟容易患肺癌，那只能怪他抽烟太多，自找的。我从来不抽烟，怎么也得肺癌呢?"患者会觉得很不解。

其实这里面，大家忽略了肺癌发病的另一个重要因素：被动吸烟。所谓被动吸烟，是指不吸烟者暴露在吸烟者所造成的烟气环境中，被迫吸入环境中烟草、烟气的过程。

有研究认为，被动吸烟带来的危害一点也不比主动吸烟轻。调查显示，在中国，被动吸烟的主要受害者是女性和儿童，尽管他们自己很少吸烟或者根本不吸烟，但经常在家庭、公共场所吸入二手烟。

有时，一个家庭中，虽抽烟的只有一个人，但是患肺癌的却不止一人。这样的报道屡见不鲜！临床中这样的例子也不少！值得重视！

历史监测数据显示，我国肺癌自 20 世纪 70 年代以来呈现持续上升态势，值得关注的是，女性和农村地区的肺癌发病率上升速度较快。尽管中国女性吸烟率较低，但她们的肺癌发病率却较高。据报道，中国女性肺癌的发病率（每 10 万人中有 22.8 人）与在几个西欧国家中观察到的女性发病率并无不同（如在法国每 10 万人中有 22.5 人，尽管这两个人群的吸烟率有很大差异）。有研究认为，这与中国女性被动吸烟、长期接触厨房油烟而导致罹患肺癌的风险增加有关。女性在家庭环境或在工作环境的被动吸烟的因素下均可增加肺癌发病的风险。

有学者对中国非吸烟女性肺癌 Meta 分析发现，成年期及终身被动吸烟暴露者，患肺癌的风险是非暴露者的 1.2～1.5 倍。

可以说，如果不采取积极的控烟措施，在未来几十年内，肺癌发病率还将继续增加。

因此，为了家人、同事和大家的健康，吸烟的人群要积极主动戒烟，为社会营造一个清洁、无烟的良好环境。

肺癌：人造灾难

其实近几年人们一直提到环境污染的问题，这也是公众所担忧的，认为环境污染与肺癌发病有一定的关系。事实上，除了烟草外，阴霾天、工业污染、与肺癌发病相关的职业和环境致癌物，包括石棉、结晶二氧化硅、氡、多环芳烃和重金属的混合物及燃烧木材和煤炭进行烹饪和取暖所产生的空气污染等因素，也都会促进肺癌的发生。

因此，可以确凿地说：肺癌是"人造灾难"！

众所周知，东北和云南是肺癌高发区，除了公认的烟草因素外，东北和云南的一些高发地区有着一个共同特点，那就是矿产业比较集中。严重污染的空气让大量致癌物质侵蚀人们的肺部，诱发癌症。而随着空气污染、雾霾飘移，渐渐地，我国肺癌发病率快速上升的地域和性别差异越来越不明显。如果不做好预防工作（特别是有效防范雾霾），在未来30年，肺癌的死亡率依然排在首位。

另外，在我国很多地方，尤其是北方某些地区（特别是农村），一方面因经济条件限制，另一方面受多年生活方式影响，很多家庭还保留着使用燃煤炉做饭和取暖的习惯，或者用炭火烧烤做饭和取暖，特别是冬季，尤其普遍。值得注意的是，中国农村地区在无通风条件下室内燃煤，不完全燃烧所产生的烟雾含有大量多环芳烃（PAHs）致癌和致突变物质。

因为冬季室内密闭，往往燃烧煤炉时，屋内煤烟难以散发出去。据报道，人长期处于这种烟雾围绕的环境里，很容易诱发癌症。其中，主要危险因子就是煤燃烧产生的 PAHs。PAHs 是一类具有较强致癌作用的食品化学污染物，煤、柴油、汽油和香烟等有机物的不完全燃烧时都会产生大量PAHs，其中以苯并芘的致癌性最强。PAHs 属于前致癌物，在体内可通过动物混合功能氧化酶系中的芳烃羟化酶的作用，代谢活化为多环芳烃环氧化物。此类环氧化物能与脱氧核糖核酸、核糖核酸和蛋白质等生物大分子结合而诱发突变和肿瘤。

现在，各级政府已经认识到工业污染、雾霾等对健康造成的影响，也在采取各种积极的措施，改善人们的居住和生活环境。

笔者及同仁们对政府有信心，也为政府为民健康、改造污染环境而采取的举措点赞！

 与吃有关的肺癌

由于目前各级机构对预防肺癌相关知识的大力宣传，烟草、环境污染等因素引起肺癌，已经逐步为大众所认识。因肺癌不属于消化道肿瘤，有些人认为，饮食因素与肺癌关系不大，确实社会对大众在这方面的宣教和报道很少，尚未引起各级机构的重视！

其实饮食不当与肺癌发生也有密切的相关性！如喜食高脂肪饮食、甜食、腌制食物、煎炸、烧烤或烟熏食物，均是肺癌发生的危险因素。

美国癌症研究所指出，高脂肪饮食已成为肺癌的新诱因。一项针对 300 例肺腺癌患者与 600 例对照组患者的实验显示，肉食摄入量的增加会明显增加肺癌发生的风险，而鱼肉可以降低肺癌的发生风险。其机制可能与高脂饮食烹调时间长，油温较高，且易于烧焦，会产生杂环胺类致癌物有关。另外胆固醇能刺激细胞增生和诱导纤维肉瘤形成，胆固醇可致性激素结合蛋白降低，使游离雌二醇的量增加，从而增加了癌肿形成的风险。故少食动物脂肪，多吃些番茄、南瓜、苹果等新鲜蔬菜、水果，可减少肺癌的发生。

研究显示，不良的饮食习惯与女性肺癌的发生存在关联。经常吃动物内脏可增加非吸烟女性发生肺癌的风险。

腌制品摄入过多与消化道肿瘤有关的报道，已为大众所熟知。但可能你所不知的是：食用腌制食品也是非吸烟女性患肺癌的危险因素。研究显示，摄入腌制食品频率最高组患肺癌的风险较摄入腌制食品频率最低组增加。亚硝酸盐是腌制食品中一种潜在的致癌物，可能促进肺癌的发展。而高含量的血清亚硝酸盐，可能对肺癌患者的生存也有负面影响。

丙烯酰胺是食物经油炸时产生的物质，有动物研究证实，饮食中的丙烯酰胺在小鼠肺中具有致突变性。

不仅如此，高糖饮食与肺癌的发生也引起人们关注。美国有研究团队分析了 1900 名肺癌患者在健康与饮食方面的数据资料。结果显示，对于高升糖指数食物（如白面包和土豆）食用量处于前五分之一的患者，患上肺癌的风险要比食用量处于最后五分之一的患者高 49%。

不仅饮食不当会成为肺癌发生的危险因素，临床发现，患肺癌后，吃得不合理，也会促进癌症发展，甚至带来不良后果。

患癌后，不少患者也比较注意饮食，一般烧烤类、油炸类、腌制类食物吃得少了，但很多患者和家属认为，经过了化放疗治疗，患者体质虚，要补营养，动物蛋白吃得较多，由此而吃出问题的也不少！不可不慎！

因此，改变不合理的饮食，是防治肺癌发生、发展的重要措施。

管住嘴，防肺癌

可以说，合理膳食，注意营养物质的平衡摄取，多摄入新鲜蔬菜水果等，则是防治肺癌、降低肺癌死亡率的有效途径之一。

流行病学研究已肯定：食用新鲜水果和蔬菜的习惯对肺癌具有预防作用。一项系统综述发现，水果蔬菜由于富含丰富的类胡萝卜素和其他多种抗氧化剂，被认为可以帮助降低肺癌的发生风险。尤其是蒜类食物（如大蒜），不仅能减少或阻断亚硝胺化合物等致癌物的合成，阻断毒素、有毒化学物和重金属等致癌物的影响，而且蒜类食物中富含的硒和锗等微量元素，有助于抑制癌细胞的生长。

美国的研究发现，食用富含膳食纤维和酸奶的饮食与患肺癌的风险降低有关。这项新发现是基于对美国、欧洲和亚洲140万名成年人研究数据的分析，表明这种饮食可以预防肺癌。根据摄入的膳食纤维和酸奶的数量，研究人员将参与者分为五组，分析结果显示，与不食用酸奶和对膳食纤维食用量最少的人相比，酸奶和膳食纤维食用量最多的人患上肺癌的风险降低了 33%。这种负相关关系非常明显，在当前、过去和从不吸烟的人群，以及不同背景的男女参与者中都能表现出来。

其实很多报道都强调要多吃蔬菜和水果，但临床仍有不少患者认为，蔬果营养价值比较低，不及肉类，肉类才是营养品。其实衡量一种食物营养价值高低，是看其所含的人体所需的六大营养素是否充足，是否满足人体需要，对患者而言，是否符合患者需要。而且蔬果里含有动物性食物所缺乏的多种植物化学物，如多酚类、黄酮类等，在防癌、抗癌、提高免疫力等方面，都发挥着积极的作用。所以肺癌患者要改变固有的对食物认知的偏见，根据自己的所需、身体状况、营养状况等，给予合理的饮食，这才是对治疗和康复有利的。

总之，加强肺癌的预防，避免烟草及环境污染的危害，倡导健康的饮食习惯，将极大地降低肺癌的发病率和死亡率。

WHO 前总干事陈冯富珍的告诫

因为新冠病毒肆虐，让世人都了解了世界卫生组织。它的重要性和认识了世界卫生组织总干事谭德赛；而前任的世界卫生组织总干事陈冯富珍，中国香港人，她连任了两届，任职前她曾是香港卫生署署长。当时，香港准备推行"中药港"计划。为此，她曾来上海访问。何裕民教授当时是上海中医药研究所所长，接待了陈冯富珍，两人交谈甚欢，且在东方明珠共进午餐，一起讨论很多问题。

在世界卫生组织总干事任职期，陈冯富珍在世界卫生组织的莫斯科（2011）会议上非常明确地指出：如中国政府帮助国民很好地改善饮食，优化膳食结构，在中国可以减少 40% 的癌症发病率和死亡率。此言当时曾引起巨大反响！当时中国癌症发病约 400 万、死亡 250 万，这样一说，也就是可以减少160 万人的生癌和减少将近 100 万人因癌而死亡！这个该有多么重大的意义呢！且无须大规模投资医院等，故此言一出，影响不小！

现在，我们来看陈冯富珍女士的论断，尤觉意义重大！导师何裕民教授一直指出，癌症是现代生活方式病，癌从口入，并非虚语！癌从口入，绝非妄言！

需重点提及的：压力也可"诱使"肺癌发生

临床实践中，何裕民教授发现一个常被人忽略的事实：长期难以排遣的压力也是诱发肺癌的危险因素之一。他讲了 2 个例子：

> 案例例之一：大概始自世纪之交，何裕民教授就发现东北女性患肺癌的越来越多。且她们都是办公室一族。他是个心细人，对患者周边情况也顺带摸了底，以财务人员居多，财务科室大部分是女性，二手烟感染可能性不大，而且也不在家里主厨，没有油烟伤害之类的。有一次石家庄门诊，上午 20 余患者中有四个肺癌女患者，无一例外都是都坐办公室的，且家里没有二手烟及油烟等污染。但她们都有极端完美，追求极致的性格特征，因此，一直生活在重压下，是持续难以化解之压力，导致了她们炎症修复功能下降，促使了肺癌的发生及发展。

何裕民认为，这应该成为定论！他原本就是中国心身医学的引领者，对该学科特别有研究及贡献，故有此独特的视野。对此，他强调说："当今压力导致诸多健康难题，特别是肺癌，只不过主流医学界只重视国外已有的生物医学之定论，对此压力等超出生物学范畴的因素视而不见罢了！"

案例之二：就常用的肺癌靶向药（如吉非替尼等）而言，同样是靶向药，在压力不缓解情况下则易更快产生耐药性，已有多篇国际权威研究论文支持此结论。

因此，压力可促使肺癌等的发展，已是定论。压力不仅易促使肺癌，也会触发其他癌症发生。中国近年来癌症发病率之所以快速上升，很大程度上就是因为社会快速地发展，很多人都生活在重压下。因此，学会疏解压力非常重要。

寓医于食：东西方智慧

中医自古就有"药食同源"的理论，并在实践中体现了寓食养及保健于日常生活，寓食疗于医疗之中的中华养生精髓。现代医学从营养素与肺癌关系的角度，指出"食物就是最好的药物"。

可以说，东西方的智者都非常重视食物与肺癌的关系，因此，以食为医、寓医于食，是医家及患者都需要高度关注的！

东方：食为医之首

中国古代很早就对关于饮食防病治病有了深刻认识。寓食养及保健于日常生活，寓食疗于医疗之中，是中医食养和食疗的最大特点。

早在 3000 年前的西周时代，我国就已建立世界上最早的医疗体系，有了明确的医学分科，医师之中有食医（管理王室成员饮食，施行食物疗法）、疾医（内科医生）、疡医（外科医生）和兽医之分，且明确提出食医列首位，主管饮食养生防病和食疗治病。可见食医食治的地位很高。

孙思邈被尊称为药王，他是食养和食疗大家，非常善于应用食疗治各科疾病，《备急千金要方》《备急千金翼方》等都记录了许多这方面的资料，内容极其丰富，很为后人推崇。如他指出用海藻、昆布等富碘药物治疗缺碘性的"瘿瘤"；富含维生素 A 的动物肝脏治疗缺乏维生素 A 所致的夜盲症；使用富含维生素的谷皮和大米等熬粥，治疗维生素缺乏所致的脚气病等，均与现代科学相吻合，且具有较好疗效，沿用至今。在当时那个年代，能提出如此科学的饮食疗病认识，为后人赞叹！

在中医文献中，肺癌属于中医学"肺积""息贲"等病证的范畴。如《难经·论五积》曰："肺气之名息贲，在右胁下，覆大如杯，久不已，令人洒淅寒热喘咳，发肺痈。"

对于肺癌的发病原因，中医学认为，饮食不节，或劳伤心脾，易损伤脾胃，脾失健运，胃失和降，水谷不能化生为精微，聚而成痰。"肺为贮痰之器"，痰湿蕴肺，气机不利，血行不畅，痰瘀交阻，久而形成肿块。便指出了饮食不当是导致肺癌发生的因素之一。

因此，积极调整饮食，已成为防治肺癌且促进其康复的重要措施。

西方：You are what you eat（人如其食）

营养素与肺癌

· 维生素与肺癌

维生素，作为人类所需的六大营养素之一，在防治疾病上展现出积极的作用。大量的证据显示，维生素 C、维生素 E 作为抗氧化剂，有防治肺癌的作用。

英国著名生物化学家巴里·哈利韦尔（Barry Halliwell）在1996年研究人类疾病与营养素之间关系时写道：对疾病有抵御能力的化合物通常被称为饮食抗氧化剂，因为在某些情况下，他们可以抵消对生物分子的氧化损伤，并且增加这些化合物的摄入量，有预防疾病的可能性。

1. 维生素C　维生素C因能治疗坏血病，故又称"抗坏血酸"，是生物体在生长和发育时必不可少的水溶性维生素，对人体有很多积极的作用。

如英国诺丁汉大学癌症研究所对2633名成人（18～70岁）进行了长达9年的跟踪调查，研究结果显示，摄入维生素C或富含维生素C的食物，可保护人体的肺功能，从而有助于预防肺部疾病的发生。

维生素C之所以能够保护肺功能，有研究认为，这源于其较强的抗氧化作用。抗氧化剂在体内就好比细胞的一个保护层，能够有效防止或者减缓外界一些有害物质对正常细胞的影响。维生素C是重要的抗氧化剂，能帮助体内去除一些有害物质，减少对机体的不良影响，帮助抑制致癌物质的形成，从而起到保护和预防肺部疾病的作用。Nutrients在2017年的一份报告中指出，维生素C可以利用抗氧化的特性来防止氧化应激，从而保护机体组织，减少炎症和降低各种疾病的发病率。

尽管维生素C对人体有很多好处，包括预防癌症，那是不是就多多益善呢？其实不然！

因为在某些情况下，大剂量服用维生素C会产生一些潜在的副作用。如有研究表明，一次口服 2 克以上维生素 C，可能会发生恶心、腹部痉挛、渗透性腹泻等症状。摄入大剂量维生素 C 还会促使铁负荷过度者发生铁的过度吸收；大量摄入维生素 C，草酸盐排出增加，可能加快形成泌尿系结石，还可能造成对大剂量的依赖性。

因此，我们临床不建议肺癌患者补充大剂量的化学合成的维生素 C，过多摄入弊大于利！

我们更倾向于从新鲜蔬菜水果中摄取，如酸枣、鲜枣、红辣椒、芥菜、石榴、豌豆苗、柑橘类、草莓、番茄等，是安全而有益的！

2. 维生素 D　维生素 D 是一种脂溶性维生素，包括维生素 D_2 和维生素 D_3。众所周知，维生素 D 的作用主要体现在促进机体对钙、镁和磷酸盐等的吸收，并保护骨骼，防止骨质疏松。不仅如此，维生素 D 还能帮助提高人体免疫力，在防治癌症方面，也具有巨大潜力。

如美国波士顿大学医学院的一项研究表明，体内多个组织中存在大量的维生素 D 受体，并体现出较高的活性。当体内炎症发生时，维生素 D 能通过调节免疫系统，抑制炎症的发生，对防止癌症有帮助。

科学家们发现一个有趣的现象，他们发现与居住在南纬地区的人相比，长期没有接触太阳或者靠近北纬地区的居民，罹患癌症的风险较高。虽然导致这一结论的因素有很多，但最主要的一点就是居住在赤道周围的人们，有更多的时间和机会长期接触阳光，摄取的维生素 D 也随之增加，再加上体内多个组织中都存在大量的维生素 D 受体，与之相结合，在体内就形成了一个无形的抵御屏障，大大降低了患癌风险。

这一结论也得到了更多研究的支持。如 2011 年，第四届国际癌症控制大会上，专家们讨论认为，暴露在阳光下，或者定量补充维生素 D 的肺癌患者生存率较高。因暴露在阳光下而获取大量的维生素 D，会使体内 25 -羟基维生素 D_3 的含量增加，能帮助提高机体免疫力，从而延长肺癌患者的生存期。

由此可见，晒太阳是最直接、最简单的获得维生素 D 的方式，通过晒太阳可以促进体内维生素 D 的合成。当然晒太阳也要注意时间段，建议上午 10 点前、下午 4 点以后可以到户外多晒一下，这时阳光中紫外线偏低，对皮肤损伤较小。

另外，就是多吃富含维生素 D 的食物，如鱼油、鱼类、蘑菇、牛奶、豆腐、酸奶、虾和鸡蛋等。

ω-3 脂肪酸与肺癌

对于 ω-3 脂肪酸，大家可能比较陌生，但它的家族中有两种物质，大家非常熟悉：二十二碳六烯酸（DHA）和二十碳五烯酸（EPA），它们也是这个家族中的佼佼者，在很多保健品中也常见到它们的身影。

多项研究指出，ω-3 脂肪酸能够帮助预防肺癌。

2013 年，Spandidos 期刊上的一篇报告显示，对于肺癌，ω-3 脂肪酸具有潜在的预防作用。ω-3 脂肪酸的摄入与肺癌风险呈剂量相关性，当体内 DHA 和 EPA 摄入量较多时，展现出对非小细胞肺癌细胞系较强的抑制力。

ω-3 脂肪酸也给吸烟者带来了福音。有研究认为，对于吸烟患者来说，ω-3 脂肪酸能降低吸烟者对尼古丁的依赖，可保护肺部组织，降低肺部罹患疾病的风险。

不仅如此，2017 年欧洲临床营养与代谢学会认为，在患者的饮食中增加 ω-3 脂肪酸的摄入量，能够有效地改善肺癌患者因治疗而带来的一些并发症，如耐药性、厌食症、疼痛、抑郁等。

可见 ω-3 脂肪酸在保护肺组织、预防肺癌、改善肺癌患者生活质量方面，有一定帮助。

ω-3 脂肪酸的食物来源有深海鱼（三文鱼、沙丁鱼、金枪鱼等）、海带、亚麻籽、豆类、核桃等。

植物化学物与肺癌

什么是植物化学物？植物化学物是一类存在于植物内的天然化学成分，如多酚类、黄酮类、多糖类等，主要存在于蔬菜、水果、豆类、坚果类和种子类中。以前人类对其知之甚少，现在随着科技的不断发展，人们发现，这些物质在防治如今高发的一些慢性病，如高脂血症、癌症、糖尿病等方面，散发着不同的"魅力"，发挥着举足轻重的作用。

2009 年，世界癌症研究基金会（WCRF）和美国癌症研究（AICR）所宣称："生活中的植物性食物可以预防全世界三分之一的癌症。"

芹菜素与肺癌

芹菜素属于黄酮类化合物，具有抗炎、抗氧化、抗病毒活性以及降血压等多种作用。

有研究认为，芹菜素的抗癌机制，一方面因芹菜素在癌细胞中可发生吞噬反应，该反应仅针对于癌细胞，对健康细胞却起保护作用。另一方面，芹菜素能够针对不同种类的癌细胞，调节出相对应的信号，还可以激活自身的免疫系统，最终诱使癌细胞凋亡。

在非小细胞肺癌中，芹菜素展现出抑制体内癌细胞增长的能力。2016 年，韩国生物研究所在《国际肿瘤学杂志》上发表了关于芹菜素抑制肺癌细胞生长机制的研究。报告显示，芹菜素可通过调节 H1299 细胞（非小细胞肺癌细胞）和 H460 细胞（人大细胞肺癌细胞）的浓度，抑制体内癌细胞的葡萄糖转运蛋白（GLUT1），从而抑制肺癌细胞的生长，使其生长迟缓或凋亡。

富含芹菜素的食物有芹菜、香菜、洋甘菊、葡萄、菠菜等。

姜黄素与肺癌

姜黄素是一种从姜黄根茎中提取出来的多酚化合物。

1815 年以前，姜黄素一直被用作天然色素。目前，越来越多的研究发现，姜黄素在药理上展现出重要的作用，其中"抗癌"是姜黄素最主要的药理活性之一。此药理特性主要归因于姜黄素的抗氧化和抗炎的功效，在癌变的发展过程中具有抑制恶性细胞增殖的作用。

《国际肿瘤》的一份研究表明，姜黄素在抗非小细胞肺癌细胞上有明显的抑制作用。报告发现，姜黄素能够通过上调体内信号通路（PI3K/AKT），从而抑制体内肺癌细胞（A549 细胞系）的活性。对于吸烟者，姜黄素也发挥了强大的作用。姜黄素能够对肺部进行保护和清洁，间接地降低了吸烟者罹患肺癌的风险。

姜黄素的主要食物来源是姜黄根，日常饮食中可通过食用姜黄粉、生姜和咖喱等获得。

我们往往建议患者平时适当多吃点姜，尤其在患者化疗恶心、呕吐期间，以及建议患者平时可以用咖喱做饭菜，一方面调剂下胃口，另一方面，也有一些保健作用。

· 表没食子儿茶素没食子酸酯（EGCG）与肺癌

茶，一直以来在东西方都广受欢迎。其实茶不仅仅是一种保健饮品，而且具有很好的药用价值。

茶叶中含有丰富的植物化学物，如茶多酚，表没食子儿茶素没食子酸酯（EGCG）是绿茶茶多酚的主要成分。EGCG作为抗氧化剂在抗癌、抗炎中发挥了较好的作用。EGCG可利用特定的蛋白激酶，对信号通路进行调节，破坏体内转录因子的活性，达到抑制癌细胞生长、转移的目的。

国内癌症研究专家发现，一定剂量的EGCG能够抑制人类肺癌A549细胞生长。此外，EGCG还能有效解决肺癌患者出现的耐药性问题。酪氨酸激酶抑制剂是治疗肺癌常用的药物之一，但绝大部分非小细胞肺癌患者会对这种药物产生耐药性。而EGCG可通过调节体内EGFR信号通路中酪氨酸激酶的活性，抑制EGFR信号通路中的下游信号，改善患者的耐药性等问题，从而得到更好的治疗。

大家对EGCG比较陌生，怎么获得这种物质？方法很简单，多喝点茶。

肺癌患者放疗后常常出现津液损伤，咳嗽、干咳，甚至出现放射性食管炎和放射性肺炎等表现，多饮茶，不仅保健，而且对缓解这些肺部不适，均有积极作用。

建议不宜空腹饮茶，不宜大量饮浓茶，每天饮茶量为

12～15 克，以分 3～4 次冲泡为宜。如体质偏寒的患者，可饮用红茶；属于温热体质者，宜多饮用绿茶。

鞣花酸与肺癌

鞣花酸，听起来很陌生，殊不知它藏匿在很多常见的食物中，比如黑莓、草莓、石榴、枸杞等，是一种存在于众多水果、蔬菜中的天然多酚化合物，具有强大的抗氧化、抗癌等特性。由于该多酚化合物对人体健康具有积极的作用，所以备受研究人员关注。

多项研究发现，在患者体内，鞣花酸能够精准地靶向瞄准癌细胞，利用它特有的活性酶干扰癌细胞的增殖。

研究发现，鞣花酸能够降低罹患肺癌的风险。报告显示，鞣花酸在体内的存留时间和浓度会直接影响肺癌细胞在体内的生长。鞣花酸的抗肿瘤特性，与它能直接抑制体内癌细胞的增殖，抑制癌细胞的转移和新血管的生成等有关。

鞣花酸的抗癌作用已被运用至多种癌症治疗中，包括肺癌等。鞣花酸会增强患者对肿瘤化疗和放疗的敏感性。除此之外，鞣花酸也能减轻患者对酪氨酸激酶抑制剂等的耐药性，提高肿瘤治疗效果。

鞣花酸的主要食物来源有浆果、石榴和干果等。

世界癌症研究基金会的权威结论

世界癌症研究基金会是世界权威的癌症研究机构，一直致力于寻找并提倡通过饮食、营养来实现调控和预防癌症的目标。

世界癌症研究基金会为研究癌症和推广防癌意识做出了巨大贡献。1997 年和 2007 年世界癌症研究基金会与美国癌症研究所联合发布了《食物、营养、身体活动和癌症预防》指南。在前两版的基础上，于 2018 年 7 月发表了第三份专家报告《饮食、营养、体育活动和癌症：全球视角》（以下统一简称第三版指南）。

官方在第三版指南发布会上说："此本书的出版是癌症预防科学领域的一个里程碑。"

这些决策者、科研人员以及卫生专业人员们自 2007 年第二版权威指南发布后，对公众进行了评估：发现遵守指南建议的人数越多，一些特定癌症的发生和死亡的风险就越低。因此，专家团队强调了指南中一系列结论的重要性。同时指出，指南在提供癌症预防保护的同时，还能改善大众的一些不良饮食习惯和生活方式。

在笔者 2012 年主编、2016 年再版的《生了癌，怎么吃：何裕民教授饮食抗癌新视点》一书中，就介绍了 1997 年和 2007 年世界癌症研究基金会与美国癌症研究所联合发布的《食物、营养、身体活动和癌症预防》指南中的一些内容，并在临床实践中指导患者，受益者众多。很多患者对我们结合多年的临床，并将国际最新的癌症与饮食研究结论向患者进行推广，表示了极大的感谢和支持！使得他们在迷茫、恐惧之时，看到了指路明灯，增强了战胜癌魔的信心！

以下是关于 2018 年 7 月颁布的第三版指南中饮食与肺癌关系的部分报道，供参考。

吸烟是肺癌的主要原因

第三版指南明确提出："不吸烟，避免其他接触烟草和过度的阳光，对降低肺癌风险很重要。"

这一点毋庸置疑！根据前文所述，全世界，包括我国肺癌发病率如此之高，究其原因，吸烟是头号危险因素，这就是最好的说明！

吸烟会引起肺癌的结论是医学界所公认的，吸烟会吸入大量的致癌物，如煤焦油、尼古丁等有害物质，这会损伤肺泡而致癌。此外，研究认为，香烟从点燃开始便产生数千种化合物，其中包括60多种公认的致癌物，如N-亚硝胺和多环芳烃等。当吸烟者摄入了大量的致癌物后，体内便开始产生一系列的代谢氧化反应，这些致癌物会直接影响正常的脱氧核糖核酸合成，扰乱了人体的细胞修复系统，最终导致肿瘤细胞的生长和癌症的发生。

有研究认为，越早开始吸烟，肺癌发病率与死亡率就越高。长期吸烟者的肺癌发病率比不吸烟者高10~20倍。

临床中老烟枪患上肺癌的例子也很多。

何裕民教授有位好朋友，就是死于肺癌。这位朋友军人转业，原本喝酒厉害，后来出现急性肝损伤，经中西医抢救过来后，喝酒少了，但抽烟仍很厉害。导师力劝其戒烟，不听，结果肝病缓解18年后，被晚期肺癌盯上了。导师给他努力诊治了两年多，最后还是走了。

由此可见，戒烟是降低罹患肺癌的重要举措。有研究显示，当戒烟时间达到 5 年及以上，吸烟者的身体状态会逐渐恢复与从不吸烟者一样；同时，患肺癌的概率也会降低。

因此，要大力宣传禁烟，及早开始戒烟。美国在这方面已经收获了硕果。美国从 20 世纪 90 年代开始有效全民戒烟，进入 21 世纪，肺癌的年发病率已经下降了 7％以上。

有充分证据表明：含砷的饮用水增加患肺癌的风险

砷是一种广泛存在于大气、水和陆地中的重金属。

砷的接触主要来源于哪些途径呢？含砷地下水，含砷煤的燃烧污染空气和食品，含砷金属的开采和冶炼，含砷农药、防腐剂、除锈剂等的使用等。很多烟草植物通常会使用含有砷酸铅的物质作为农药。因此，长期吸烟者接触高浓度砷的概率更大，加大了罹患肺癌的风险。

世界卫生组织报道，砷的存在对人体健康造成了巨大的威胁。第三版指南将砷列为人类致癌物，认为砷和含砷的饮用水会直接导致肺癌的发生。

为了有效地预防和控制疾病的发生，可以从净化饮用水开始，在生活中切忌直接饮用未处理过的水。

服用大剂量的 β-胡萝卜素补充剂会增加吸烟者患肺癌的风险

β-胡萝卜素属于类胡萝卜素之一，是维生素 A 的前体物，摄入后在体内可转变为维生素 A。

20 世纪早期进行的一些研究显示：吃富含 β-胡萝卜素的蔬菜和水果，患癌的可能性较小，尤其是肺癌、胃癌、食管癌。

这些研究结果曾引起人们对添加β-胡萝卜素的盲目跟从，一度盲补β-胡萝卜素。

然而，深入的追踪得出了不太一致的结论。

第三版指南表明：当吸烟者服用大剂量的β-胡萝卜素补充剂时，不仅不能预防肺癌的发生，可能还会增加罹患肺癌的风险。这源于长期暴露在烟雾的环境中，会导致体内产生出异常的类胡萝卜素氧化产物，从而干扰正常的维生素A信号传导，并参与癌症的发生和发展。

这个结论，才是更有说服力的。

而且，有不少资料表明：人工合成的类胡萝卜素等不仅对健康没有多大益处，甚至有可能导致皮肤发黄等，并对心脏（特别是女性心脏）等产生一定的毒性作用。

同时第三版指南也指出：食用含有视黄醇、β-胡萝卜素或类胡萝卜的食物，可能会降低患肺癌的风险。

随着商业社会的畸形发展，很多厂家和媒体在忽悠民众，"营养补充剂能代替纯天然的植物性食物"。临床上患者由于缺乏对食物的正确认知，或者受一些"专家"和这些商家宣传的误导，盲目补充这些所谓的营养素补充品的，不在少数。千万适可而止！

我们也一直强调，吃好一天三顿饭是根本，不要依赖使用一些大剂量人工合成的β-胡萝卜素补充剂，对健康没有益处！我们强调最好从天然食物中摄取。平时可以适当多吃些富含β-胡萝卜素的食物，如胡萝卜、南瓜、芒果、番茄等红色、黄色、橙色的蔬果。

有证据表明：食用红肉、加工肉可能会增加患肺癌的风险

红肉是指牛肉、猪肉、羊肉等哺乳动物的肉。加工肉是通过一些化学方法，使肉类的食用期限延长或者味道发生变化，从而满足人们的需求。常见的加工肉方式，如烟熏、腌制等。

很多人会觉得，红肉、加工肉在中国特别盛行，再加上中国的烹饪技术发达，全国各地都能做出各种美味的肉类佳肴。为什么中国人特别爱吃这些肉？一方面由于以前生活条件差，人们缺乏有效保存食物的手段，因此腌制肉或者腊肉比较常见。而且红肉，如猪肉一直是中国人餐桌上肉类的主角，腌制肉也是中国几千年传统的饮食习惯，现在虽然人们生活条件好了，但有些人就特别好这一口。

但美味和健康往往难以兼得。有研究显示，若每天食用120克的红肉，会使罹患肺癌的风险增加35％。据统计，全世界每年有3.4万例癌症死亡可能与大量摄入加工肉制品有关。若每天食用50克加工肉（盐腌、烟熏等），会增加20％的肺癌风险。

因此，建议减少红肉和加工肉的摄入，多吃点鱼；同时改变肉类加工烹调方式，如果平时喜欢吃油炸、烤肉的，建议改成煮、炖等少油的方式，并且多食用蔬菜水果等植物性食物，以增强对机体的保护作用。

食用蔬菜和水果可能会降低患肺癌的风险

多吃蔬菜、水果，这是各种健康建议中一直在强调的。

大量的研究表明：增加植物性食物在膳食中的比例，特别是蔬菜和水果等的摄入，可以很好地防治因富营养而滋生的癌症（如肺癌、胰腺癌、肠癌等），可阻断其发生，延缓其发展。

科学家对 200 多项流行病学研究结果进行 Meta 分析后证实：摄入蔬菜和水果量大的人群，远较摄入量低的人群癌症发生率低，甚至低 50％左右。

如果你是烟民，建议更要多吃蔬菜水果。美国的《肿瘤流行病学生物标记和预防》杂志曾公布了一项令烟民们振奋的研究结果：在食谱中增加多种蔬菜和水果，可降低患鳞状细胞肺癌的风险，80％的肺鳞癌因吸烟所致，所以这对吸烟者效果更为明显。

2007 年有学者对蔬果食品对预防化疗患者便秘的效果进行观察，在试验期间，对被观察的肺癌、乳腺癌、淋巴瘤、卵巢癌等患者都给予一定量的蔬菜、红薯和各种水果等，发现观察组便秘发生率显著低于对照组。

可见，多吃蔬菜和水果，这项营养学专家反复强调的保健措施，不仅适合于健康大众，对防治肺癌更加有益。

哪些蔬果更适合于肺癌患者，我们将在第五章给予详细介绍，供读者参考。

三
导致肺癌的不良饮食习惯

吃得不得当，会加大肺癌发病风险。那生活中有哪些不良的饮食习惯，成为人们患上肺癌的主因或帮凶呢？而这些有害因素，或许已成为你的习惯，早一天了解，早一天受益！

吸烟：男性肺鳞癌的主因

肺癌是我国死亡率最高的恶性肿瘤，在肺癌的发病因素中，烟草的使用被认为是导致肺癌的主要原因。而科学家研究发现，烟草使用导致的肺癌，有其特有的类型。

肺癌，主要被分为非小细胞肺癌（NSCLC）和小细胞肺癌（SCLC）。根据美国癌症协会统计，NSCLC 占所有肺癌病例的 $80\% \sim 85\%$，其中肺鳞癌占所有 NSCLC 的 30%。2014年科研人员对意大利东北部 755 例因肺癌死亡的患者进行分析，其中肺鳞癌占 267 例。可见肺鳞癌在肺癌中占比较高。

而研究表明，肺鳞癌与其他类型的肺癌相比，与吸烟的关系更为紧密。研究显示，男性吸烟增加了罹患肺鳞癌的风险。肺鳞癌以中央型肺癌多见，早期常引发支气管狭窄，或阻塞性肺炎，伴有多种临床症状，如发热、痰中带血、胸痛等，严重危害人们的健康。

一句话，肺癌是"人造灾难"，杜绝烟草，赶紧掐灭手中的烟卷，停止抽烟，离烟雾越远越好，这会极大地降低肺癌的发生率，提高人类的健康水平。

为何女性易患肺腺癌

长期以来，人们往往认为，肺癌属于"男性病"，男性患肺癌的概率比女性大。

但据美国国家癌症研究所的调查报告显示，在过去40年内，肺癌成为女性癌症死亡的主要原因。

美国国家癌症研究所为解释中国女性肺癌发生率较高的原因，曾经在中国多个城市进行对照研究，发现中国吸烟女性比例是美国吸烟女性的一半，但是肺癌发生率却差不多。根据此研究的数据统计显示，中国因环境因素而导致非吸烟女性罹患肺癌的比例占女性肺癌病例的四分之三。

与男性一样，女性肺癌的特征也存在性别差异，女性更易罹患肺腺癌，约占非小细胞肺癌总病例的44%，肺腺癌也是非吸烟者中最常见的肺癌类型。

有研究指出，除了接触尼古丁以外，家族基因、被动吸烟、职业暴露、厨房油烟、大气污染、电离辐射以及平时的饮食习惯等因素，都与女性患肺腺癌有关，这些在前文中也已有所阐述。

烟草燃烧中最主要的致癌物质，如多环芳烃（PAHs）和

4-（甲基亚硝胺基）-1-（3-吡啶基）-1-丁酮（NNK）。2014年牛津大学实验室已经证实了烟草烟雾中NNK浓度的升高与肺腺癌的发生有密切的关系，这也部分解释了女性因被动吸烟而导致肺癌。

而香烟中的有害化学物，如尼古丁，过多的尼古丁进入体内后，会过度刺激并诱导细胞色素P4502A6（CYP2A6），过多的CYP2A6会导致代谢紊乱，最终在体内形成致癌物，对肺部造成损害。

因此，为了降低女性患肺癌的概率，要减少接触有害气体和烟雾，科学饮食，保护健康。

雪茄和香烟一样致癌

很多吸烟男性往往认为：香烟和雪茄不一样，香烟经过肺，雪茄不经过肺，所以抽雪茄不致癌。尤其是近几年，抽雪茄的人越来越多，很多人认为抽雪茄很"潇洒""时尚"，而且，这些人群中，不乏女性。

有数据表明，所有与吸烟有关的癌症危险性比不吸烟的人高1.5倍，并且还与吸烟量有关，每天抽雪茄5支或以上者危险性更高。

国际癌症研究机构分别在德国、意大利和瑞典3个国家的7个中心，对5621名男性肺癌患者和7255男性非肺癌患者进行对比研究，发现抽雪茄者罹患肺癌的概率是不吸烟者的9倍。

很多人在抽雪茄时，会让烟气在口中停留更长时间，觉得可以好好享受和品味雪茄的味道。这种做法只会让口腔吸收了更多雪茄中的有害物质，增加患肺癌、口腔癌和喉癌等的概率。而且雪茄也和普通的香烟一样，含有尼古丁等很多有毒物质，只要成了瘾，和其他卷烟的危害是一样的，甚至比其他卷烟的危害更大。

所以，别存侥幸心理，不管是香烟还是雪茄，都有危害。

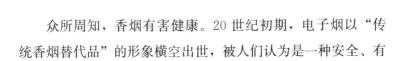

电子烟同样有害

众所周知，香烟有害健康。20世纪初期，电子烟以"传统香烟替代品"的形象横空出世，被人们认为是一种安全、有效的香烟替代品和戒烟方式。

那什么是电子烟呢？电子烟由电池、加热元件和溶液容纳器组成，使用者通过向内吹气启动加热装置，该装置加热容器中的化学物质将其转化为气体，而后被吸入人体肺部。这类化学物质由尼古丁、调味剂及一些可形成烟雾的有害化学物质组成。

近几年，电子烟的使用量在全球范围内呈上升趋势。据统计，2020年，中国电子烟使用者约达到1035万人，使用人数可观。而且值得重视的是，电子烟受到众多年轻人的喜爱，很大的原因来源于其诱人的口味，如消费者可以从香草、提拉米苏、水果、糖果等众多口味中进行选择，并加入至电子烟中一起吸入。

但目前很多研究认为，电子烟中同样含有大量的有害化学物质，会对身体造成伤害。

如美国国家科学研究院和世界卫生组织对电子烟进行多项研究，报告明确指出：长期使用电子烟会对肺部还有心血管健康造成危害。此外，大量数据显示，电子烟的介入并没有使吸烟人数减少或者帮助群众更好地达到戒烟效果，反而给更多的青少年创造接触尼古丁的机会。

尼古丁对人体的危害是众所周知的。除尼古丁以外，丙二醇和植物甘油是两大存在于电子烟里对细胞具有毒性的化学物质，其毒性随着电子烟中液体成分的增多而增加。同时电子烟在使用时会产生乙醛、丙烯醛和甲醛等有害物质，而此类化学物质与肺部疾病以及心血管疾病的发生有关。

尤其是 2019 年以来，美国不断传出电子烟引起的肺炎甚至死亡病例。2020 年权威期刊《新英格兰医学杂志》发布研究报告，聚焦美国"电子烟"肺炎。报告出自美国疾病控制和预防中心（CDC），至 2020 年 1 月，CDC 共收到与电子烟相关的肺损伤报告数千例：其中住院 2558 例，致命 60 例，所有死亡者均接受了系统治疗，其中 81％ 插管，78％ 接受糖皮质激素治疗，57％ 上呼吸机。其伤害一点都不亚于香烟，可不慎乎！

因此，为保护青少年以及广大公民的身体健康，减少尼古丁等有害化学物质对肺部、心血管在内的身体组织造成的伤害，我国相关部门已拟定相对应的政策和措施，从根源上对电子烟进行管控。

总之，为降低罹患肺部疾病及其他相关疾病的风险，在生活中应拒绝香烟、电子烟等的使用，同时也为我们的身体构建一个优良的无烟环境。

在家庭做饭这件事上，女性往往还是中国厨房的主力军。而且中国的烹调讲究色香味，油炸烹炒等高温烹调方式在中国很常见，但这种烹饪方式，危害可不小！

研究发现，烹制食品时，高温油烟产生有毒烟雾，有毒烟雾长期刺激眼睛和咽喉，会损伤呼吸系统的细胞组织。当食用油经过高温加热至冒烟后会产生200多种有害微粒和气体，这些有害物质会随着人体与烹饪油烟的接触吸入我们的肺部，其中很多物质已被确认为人类致癌物和刺激性化学物质，会影响人体呼吸道甚至引起呼吸道炎症和肺癌发生。厨房油烟的产生已被证实与肺癌和支气管炎的发生有关。

流行病学调查也证实了这一危害。调查发现，厨房油烟和女性肺癌的发生有明显关系。烹调油烟暴露是非吸烟女性肺癌发病的危险因素之一。

而且研究发现，厨房油烟污染暴露与女性肺癌发病风险存在剂量-效应关系。随着暴露于厨房内油烟程度加重，非吸烟女性肺癌发病的危险性增加。每天厨房油烟接触时间越长，肺癌发生危险性越高。长期待在一个通风不良的厨房中进行烹饪会比没有接触过烹饪油烟的妇女，增加69％罹患肺癌的风险。

刘女士是个肺癌患者，体型比较消瘦，话不多。她女儿说：自从母亲知道自己患肺癌之后，一直想不明白，觉得自己不抽烟，也没有什么不良的生活习惯，为什么会得肺癌？后来与她女儿交流得知：原来母亲年轻的时候一直在食堂厨房里从事传菜工作，一直往来于厨房，长期接触厨房油烟，出问题了！

这一现象在中老年女性当中尤为明显，调查表明，这种病因在中老年女性肺癌患者中特别突出，危险因素是正常人的2～3倍。中国的中老年女性，观念上还比较传统，认为女性要多操持家务、料理家庭一日三餐。加上多年前抽油烟机还不是很普遍，而且中国人喜爱吃炒、煎、炸的食物，使得女性接触厨房油烟的机会更多，由此承受的危害也更多。

为减少厨房油烟对人体的危害，在烹饪方法上可以做一些改变。在烹饪时可以尝试用一些温和的烹饪方式，如蒸、煮、炖、烘烤和高压烹饪的方法去替换煎、炸的高温烹饪形式。多食用富含维生素 A、维生素 C 和 B 族维生素的新鲜蔬菜和水果，不仅可以减少致癌物的影响，也可创造一个健康的家庭环境，这是每个人都可以做到的。

酒：肺癌的催化剂

中国人好酒，也是出了名的。工作应酬、亲朋好友聚会等，都少不了酒。而且有些人有这样的认识，烟不能抽，危害大，喝点酒没关系。

其实不然！

国际抗癌联合会公布的资料强调，饮酒与肥胖是致癌的元凶，其之危害，大大甚于环境污染等。研究发现，酒精可增加上呼吸道、胃肠道和乳腺患癌的危险性。

世界癌症研究基金会 1997 年版的《食物、营养、身体活动和癌症预防》指出：除了啤酒、葡萄酒以外的含酒精饮料，都对癌症有触发作用（话中之意，啤酒、葡萄酒还是安全的）。而 2007 年世界癌症研究基金会通过更为详细深入的研究，修正了上述结论，明确指出：

> 酒精是人类的致癌物，可诱发人体多处肿瘤的发生。充分的证据显示含酒精性饮料（包括啤酒、葡萄酒在内）是触发肺癌、口腔癌、咽癌、喉癌、食管癌、结直肠癌（男性）和乳腺癌的原因之一，酒精很可能是女性结直肠癌和肝癌发生的原因之一。

而且研究给饮酒者提出了忠告：

> 酒精性饮料没有"安全摄入量"的说法，并且在可致癌这点上，不同酒精性饮料之间无差异性。

这就明确告诉人们：对于酒精性饮料，不管喝多喝少，对健康都有危害性，没有"安全摄入量"的说法。而且对于致癌来说，不管什么种类的酒精性饮料，如白酒、黄酒、葡萄酒、啤酒等，都可能有致癌性，彼此之间没有大的差异。

2015 年美国国家癌症研究所根据临床案例分析得出，每天超过 200 毫升的饮酒量会使不吸烟者增加 30％ 的罹患肺癌的风险，并将酗酒列为导致肺癌发生的原因之一。

世界卫生组织已将酒精列为人类致癌剂，2020 年，利物浦大学癌症研究所将酒精列为导致肺癌发生（尤其是肺鳞癌）

的独立危险因素。

临床中因长期过量饮酒出问题的例子，数不胜数！

　　笔者曾接受很多患者咨询癌症的饮食问题，有一赵姓患者特别执着，40岁出头，黑黑瘦瘦的，脸色很差，患的是肺癌。对于男性患肺癌，笔者一般都要问是否抽烟喝酒，他惭愧地说："喝十几年了，每天两顿酒。以前我抽烟、喝酒、吃辣都无所顾忌的！"赵先生还说了句让所有人都要反思的话："人往往就是这样！如果我不得这病，可能我还会照样抽烟、喝酒、吃辣的！"

　　这句话反映了如今很多人的心理。健康时不在意、不重视生活方式；想怎么样就怎么样，等到健康出问题了，后悔却已经晚矣！

所以，为了健康，远离癌症，建议不饮酒。

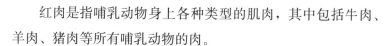

红肉、加工肉：致癌因子

　　红肉是指哺乳动物身上各种类型的肌肉，其中包括牛肉、羊肉、猪肉等所有哺乳动物的肉。

　　红肉富含饱和脂肪酸。流行病学研究显示，当摄入大量的饱和脂肪酸时，人们患肺癌的风险会随之增加，存在于红肉中的血红素铁会加速致癌物在体内的形成。与其他肉类相比，红肉在烹饪过程中更容易产生一些具有突变性质的有害化学物，如杂环胺类，这是一种在烤肉中发现的致癌物质。

　　最原始加工肉起源于古埃及时期，人们使用盐巴撒在肉上，将肉晒干和使用冰雪保存肉类的方式延长肉类的可食用时间，现在人们往往在加工肉中加入亚硝酸盐，以防腐和发色。虽然这种方法可延长肉类的食用时间，但当这类肉经过高温烹调时，会释放出危害性极大的致癌物。

世界卫生组织和世界癌症研究基金会已将加工肉列为一级致癌物。

因此，第三版指南指出：若每天摄入 100 克及以上的红肉和加工肉，会使患肺癌风险增加 17%。并在预防癌症的建议中提出：吃不超过规定量的红肉，例如牛肉、羊肉和猪肉等，少吃加工肉。

过多摄入红肉不仅对肺癌有影响，而且临床实践告诉我们，患病后，积极调理，把嘴管好，适量吃肉，对控制患者病情有积极的作用。

> 笔者曾遇到一位肺癌患者，年纪很轻，35 岁左右。他告诉我，患肺癌之前，自己血脂、尿酸都正常。得了这个病后，家人给他补啊，又是牛肉、羊肉、甲鱼，又是蛋白粉，什么好就吃什么。结果病情不但没有得到缓解，还添了新麻烦，现在血脂和尿酸都高了。

> 东北有位肺癌患者，得病时 72 岁，但因病情较重，医生已经和家属表示，患者所剩时间不长。但患者积极治疗，坚持吃中药，嘴管得很紧，不乱吃，遵从我们的饮食建议，后来活了 6 年才走，比医生的预期起码多活了 5 年！

当然，红肉中也含有丰富的蛋白质、锌、维生素 B_{12} 和一些微量营养素。因此，建议每天摄入适量的肉类，每天红肉摄入量不超过 50 克。最好用白肉（鱼肉和禽类）替换红肉，更加有益。

烟熏肉鱼：健康杀手

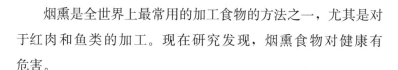

烟熏是全世界上最常用的加工食物的方法之一，尤其是对于红肉和鱼类的加工。现在研究发现，烟熏食物对健康有危害。

肉类中的油脂在经过高温烹调后会产生苯并芘。苯并芘既可通过烤肉进入消化道，也可以通过烤肉的烟雾进入呼吸道。若经常食用，体内苯并芘会堆积而变成"健康杀手"。

当食用过多的此类烟熏制品后，很容易在体内诱发癌细胞的增长，特别是患有肺部疾病的患者，长期食用烟熏的食物可能会加快癌细胞的增长速度。

而且，烟熏肉带来的致癌影响不仅体现在肉质本身存在致癌物质，还有弥漫在空气中的有害物质。如对尼日利亚奥巴卡农村的捕鱼业进行研究，发现长期待在烟雾弥漫的熏鱼环境的工作者，普遍存在肺功能下降和呼吸道症状等问题，其中，女性患肺部疾病的比例高达 68％。

烟熏食物通常是利用煤、菜油、汽油等燃料对木屑进行燃烧后产生大量的浓烟对食物进行加工。当此燃料不完全燃烧时就会产生大量的多环芳烃类化合物，此类化合物已被证实有致癌性。

所以，建议尽量少吃，甚至不吃烟熏制品，如熏肉、熏鱼、熏火腿、熏香肠等。

请对烧烤食物说"不"

传统的烧烤与上述的烟熏方式相似，将食物放在一个由木架所搭建的烧烤架上，通过火焰在木屑上的持续燃烧，产生的火焰将肉烤熟。演变至今，烧烤已变成了很多烹饪技术的总称，有些烧烤在烟熏的基础上加入了油炸、卤煮等，这样的烧烤物口感会更加丰富。

"万物皆可烤"，烤串逐渐占据了我们的生活。半夜三更，约上几个小伙伴来一场烧烤盛宴，烤串配啤酒已全然变成了现如今年轻人的宵夜首选。而我们的身体却在说"NO"!

有研究显示，肉类在高温下进行烧烤时会直接产生两种致癌物：杂环胺类和多环芳烃。而多环芳烃的产生是由于肉类分泌的油脂滴落在火焰上而形成的，这样的致癌物质不仅弥漫在烧烤的空气中，还会直接黏附在烤肉上。

哈佛大学癌症健康研究院从减少烹饪时间，降低烹饪温度方面为烧烤烹饪提出一些健康建议：

（1）在选择烧烤肉类时可以尽量选择瘦肉。可使用柠檬和醋将肉进行腌制，有研究表明，这种做法可减少烧烤时57％～88％的致癌物质形成。而一些浓稠调料，如蜂蜜、糖等长时间进行高温炙烤，会导致烤肉表皮烤焦而产生大量致癌物。

（2）烧烤时可使用锡箔纸将烤物进行包裹，并在锡箔纸上戳上小孔，让烤物的油脂可以顺着小孔滴落，同时还防止烧烤产生的油烟回升至肉中。

（3）每轮烤肉结束后要清洁烤盘，或者直接更换烤盘。持续烹饪残留的肉类和脂肪会导致更多的致癌物质产生。

油炸食物好吃，但有致癌风险

油炸食物属于营养学家口中所说的"垃圾食物"，但由于油炸食物香脆的口感，使得世界上很多人都爱吃。据统计，亚洲人每周至少食用 4 次或者 4 次以上的油炸食物，油炸食物在我国更是广受欢迎。

但好吃不等于有益。油炸食物在满足了人们味蕾享受的同时，也在侵蚀着人们的健康。有研究显示，当食物经过高温烹饪时，会产生一些具有诱变和致癌性的化合物，比如丙烯酰胺。

2002 年，瑞典国家食品管理局首先提出，当烘烤或者油炸含有淀粉类食物达到 120℃时，会产生丙烯酰胺。丙烯酰胺是一种对人体构成多种毒性的无色无味小分子，并且已被证实是人类致癌物。

另外，油炸物在经过高温烹饪后，会在肉中形成杂环胺类。有研究表明，油炸肉的摄入量与肺癌细胞的发展有密切关系。油炸物所产生的致癌物质会通过诱导，促进体内细胞凋亡，导致肿瘤细胞的生成。

油炸亦是一种破坏健康脂肪的方法。反复高温加热的食用油会产生氧化、水解、热聚合等化学反应，从而产生醛、低级脂肪酸、氧化物和环氧化物等物质。这些物质对人体酶系统有破坏作用，长期积蓄于人体内，可能诱发癌症。

　　由此可见，远离肺癌，就必须改变引起肺癌的一系列危险因素，如吸烟、酗酒、过多摄入红肉及加工肉类、常食用烟熏油炸类食物等。只有让身体远离致癌物，才能减少肺癌发生的风险。

四

远离肺癌"饮食传闻"

患癌后，很多患者和家属往往手足无措，急于求医，急于求食，甚至出现病急乱投医、病急乱投食的现象。但由于缺乏科学的饮食指导，很多患者在饮食上往往很盲目，听信坊间传言，由此而引发的悲剧不在少数！因此，远离饮食传闻，接受科学的饮食指导，以正视听，是广大患者所亟须的，非常关键！

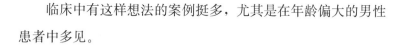

得了肺癌就不戒烟了

临床中有这样想法的案例挺多，尤其是在年龄偏大的男性患者中多见。

一位有 20 年烟龄的男性患者，肺癌早期，经手术后恢复得不是很好，医生和家属一直劝他不要抽烟。但他坚持说：就这么个爱好，抽了 20 年了，戒不掉。以至于在接受化疗后烟抽得更多，身边人一直劝不动。突然有天晚上，他接到儿子打来的电话，接电话时一直咳嗽、呕吐不止，送急诊、发现脑转移，懊恼莫及。

这样的例子还挺多！

笔者曾在某城市举办"生了癌，怎么吃"的公益讲座。讲座还没正式开始，笔者就听到台下第一排有位老先生转身对其旁边的听众说："我每天一包烟都不够的。"因为老先生就坐在第一排，所以听得很清楚。笔者看了看老先生，有 70 多岁了，挺瘦的。不管老先生是否是癌症患者，这么大年纪，这样抽烟，可以说是对自己的健康不负责任。

首先，吸烟对身体的危害，在本书前文已做了充分的阐述，吸烟会降低肺功能，影响治疗效果，延长治疗时间，加重病情。肺癌治疗和康复指南也提示患者要戒烟，而且越早戒烟对身体越好。

这种抱着我戒不掉的想法，是对自己生命的不负责任，后果很严重！

吃抗癌食物，就万事大吉了吗

前些日子有部电影非常火，名叫《送你一朵小红花》，电影中的韦一航是个癌症患者，其中有一段情节挺有意思：父母全都陪着他一起吃养生餐，妈妈时刻关注抗癌食物排行榜，家里冰箱上永远贴着最新抗癌食物排行榜，连平时聊的话题也都是最新的抗癌食谱。虽然是电影，但也但是吃了"抗癌食物"真的能抗癌吗？吃了就真的万事大吉了吗？绝非如此！

自然界任何单一的食物，其营养价值都是有限的，不能够仅仅依赖某一种食物。还有些人，上一秒还在吃着西蓝花，下一秒就开始烧烤啤酒吃起来了，然后，心里还美滋滋的，觉得没啥问题。

其实，防治癌症，不需要什么名贵食材，没有所谓的神奇之物，关键在于平衡饮食，不挑食，荤素搭配，养成良好的饮食习惯，营养均衡；且必须持之以恒，才会有效。这样才体现出古今贤哲说的：食物就是最好的"抗癌药"。

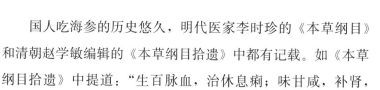

海参抗癌，多则无益

国人吃海参的历史悠久，明代医家李时珍的《本草纲目》和清朝赵学敏编辑的《本草纲目拾遗》中都有记载。如《本草纲目拾遗》中提道："生百脉血，治休息痢；味甘咸，补肾，益精髓，摄小便，壮阳疗痿，其性温补，足敌人参，故名海参。"

现代研究指出，海参确实含有多种抗肿瘤活性成分，其中主要为海参多糖和海参皂苷，不仅对肿瘤细胞具有杀伤作用，提高机体免疫力，而且还能够改善因抗癌药物而导致的免疫力低下的问题。可见海参抗癌并不是凭空而论。

海参对于肺癌患者的康复固然是个好东西，但是过量则会适得其反。因其蛋白质含量丰富，过多地食用，对于本就胃肠功能较差、消化功能不好的患者来说，则是雪上加霜，常会导致便秘、腹泻或食欲不振等问题，影响其他营养素的正常吸收。不仅如此，过多地食用更是加重肾脏负担，导致蛋白质在体内代谢异常，诱发肾结石和蛋白尿。

所以，食用海参需要有个度，一旦过量则就有可能变成"毒"。如果食用，最好一周内不超过 2 头为宜。

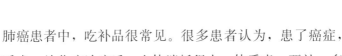

滥用补益，适得其反

肺癌患者中，吃补品很常见。很多患者认为，患了癌症，经过手术、放化疗治疗后，人体消耗很大，体质虚，要补，多吃补品肯定是有好处的。所以，各种补品，如人参、鹿茸、燕窝、阿胶等，只要是贵的，都觉得是好的。

事实证明，这些补品对肺癌基本无价值。从营养学角度来看，肺癌的发生往往与营养过剩有关，绝非营养不足所致的。如不管患者身体状况，一味乱补，只会"火上浇油"，加重病情。

20 世纪 80 年代中期，何教授带学生曾做了个实验，给荷瘤（即种植了癌细胞）的实验小鼠灌人参煎浸膏，初期小鼠的活力增加，体能改善，形态很好。但很快进入衰竭期，肿块长得比对照组快且大，生存期不仅没延长，反而明显缩短。

其实，多数情况下，人参可加快机体的新陈代谢，表现出食欲改善、体力增加、免疫力提高、细胞代谢加速等。而它除了刺激正常组织外，对异化的癌细胞也同样有激活之功。换句话说，在参类补品的刺激下，正常和异常细胞的活力都被调动起来，好的坏的一起补。其后果，多数情况下是可怕的。因为，癌细胞的繁殖能力本来就大大强于正常组织。乱补的叠加效果绝对是弊大于利的。

因此，除了要讲究正确的饮食营养外，必须鲜明地反对滥用"补益"之不良习弊。尽管手术、化放疗损害了机体，一定程度导致了虚弱，但疾病的性质并没有发生根本性改变。此时，一般都不太适宜滥用补虚之法：其一是动物类蛋白质和高脂肪类食物本身就可促进现今常见癌症，如肺癌的发生、发展或复发；其二是化疗后，患者的消化吸收能力明显减弱，强行"填鸭"，徒增消化道负担，并无正面抗癌作用。

所以，早一天改变，早一天受益！何乐而不为呢？

冬虫夏草不是神药

冬虫夏草是一种名贵中药材。中医学认为，冬虫夏草具有补肾益肺、止血化痰的功效，可用于腰膝酸软、肺虚咳嗽、气喘、咳血等症状，虽然价格昂贵，但深得肺癌患者青睐。

但从营养角度来看，冬虫夏草并不比普通食物营养价值高多少，从抗癌效果来看，也没有什么特别之处。

有的人是出于攀比心理，认为别人都在吃冬虫夏草，自己也不能落伍，要赶上潮流；或者就是抱着猎奇的心理，试一试。

还有，冬虫夏草之所以价格很贵，很大一部分原因是其稀有，难以取得。而且由于为了满足人们对这些补品的追求，导致对这些珍奇野生之物盲目采挖，一方面使得原本稀有资源越来越匮乏，破坏了人与自然界的和谐；另一方面由于越来越稀有，冬虫夏草的价格进一步被推高，百姓根本无法承受，往往是花了大价钱，却让不法商贩从中牟取了暴利。

何裕民教授曾对虫草花（也叫北虫草）进行过研究，结果发现，就它的有效成分而言，一点不输给真虫草。如其中一个关键指标——虫草酸（反映虫草保健功效的），样品虫草的含量是 82 mg/kg，虫草花却高达 85 mg/kg，居然比野生的还要高，但至少证明虫草花是不错的，保健作用是可以的！价格也很亲民，大众能接受，同样有效！而且环保，不破坏环境！

所以说，不要盲目追求所谓的名贵珍奇之品，食物的价值和它本身的价格是不成比例的，不是说价格越贵，营养价值就越高。只要某种食物是适合我们的，我们就认为它是有益的，而不在于其价格高低。

乱补甲鱼：有害无益

现在不管是健康人还是癌症患者，很多人都喜欢吃甲鱼补身体。

虽然癌症患者需要营养，但由于癌症在侵蚀人体的过程中，严重破坏了人体各个器官的功能，使患者的味觉减退，食欲下降，消化功能很差。这时候如果让患者多食甲鱼等不易消化的大补食物，不但不能消化吸收，还会导致肠胃消化吸收功能的障碍，进一步加重厌食，造成"雪上加霜"，实是欲速则不达，反而有害。

有人认为，甲鱼可以补白细胞，但是临床上化疗后很多人因消化功能差，硬着头皮吃甲鱼，却引发了严重的消化功能障碍。再说，即使甲鱼吃进去，也不会变成一个个活泼的白细胞。而治疗期、康复期营养过剩，机体代谢旺盛，不仅可导致寿命缩短；而且，因代谢旺盛，则有利于蛰伏的残存癌细胞死灰复燃，诱导复发。特别是当今发达地区的人患的大多是"富癌"，富营养化是其蠢蠢欲复萌之沃土。

因此，无论从临床角度还是研究角度，都表明肺癌患者不能乱补甲鱼。盲目听信民间传言多食甲鱼，常有害无益。

别轻信"以毒攻毒"

现在临床中医运用"以毒攻毒"的疗法治疗癌症的不在少数。

现代中医的"以毒攻毒"观念一方面受传统影响，另一方面受现代西方医学影响。比如肿瘤治疗常用的手术、放疗、化疗 3 种常规手段，体现了一种"征服式"的策略。看到西医学在这一领域取得的进步，受此启发，加之中医传统素有"以毒攻毒"一说，人的思维往往易受自然联想的影响，想当然地做出一些判断，以致进入误区。有些患者本身也深受"以毒攻毒"的影响，在缺乏医生的指导之下，乱食蝎子之类的有毒中药，吃出乱子的不在少数。

其实"以毒攻毒"并非中医药治疗癌症的优势，甚至无优势可言。

多项研究表明，"以毒攻毒"的疗法在提高肿瘤的生存期和生存质量方面并不优于西医；另一方面，中药有很多毒药的毒性是明确的，但是否有抗癌作用，常常需要打问号。而且毒性较大的中药对消化系统的伤害可以说是致命的。同时有些患者在没有医学指导的情况下自行服用有毒中药，更是不足取！轻则肝肾受损，重则丢命，不可不谨慎！

需慎食虾蟹

虾和蟹是南方人特别爱吃的食物，但对于肺癌患者，最好别吃。

上海一位著名曲艺家的夫人，是一位晚期肺癌患者。左肺部手术打开后又关起来，因为胸部转移了，无法手术。她体质比较差没法化疗，也没法放疗。她是2006年的患者。主要症状就是左乳房边上剧烈疼痛，因为她胸膜粘连了。还在咳嗽。中药调整三五年后，她非常舒服了，也恢复得不错，由于没有用过放化疗，局部肿块还存在。但她每年秋冬都会出现一个问题，就是间断性地咳嗽。而且，她每次咳嗽都非常有意思，不是因为贪吃了一个蟹，就是多吃了虾！

虾和蟹非常鲜美，但海鲜类主要是异体优质蛋白质，容易引发过敏。对肺部有疾病的人，非常容易诱发咳嗽，加重病情，要特别注意。

另外，有研究显示，海鲜中的甲壳类、贝类水产品，如蛤蜊、扇贝、蟹等，其重金属含量明显高于淡水鱼，肿瘤患者要慎食！

现在环境污染较为严重，工业"三废"排放到江河湖泊，其中含有的重金属元素，如汞、镉、铅和多环芳烃等对水体造成污染，可通过食物链的生物富集作用而在生物体内达到很高的浓度，使得贝壳类水产品中有害物质可能高于其他周围生存环境浓度的数百甚至数千倍。人体食用了含污染物较多的水产品，会导致人体出现肿瘤等疾病。

所以，肺癌患者，有咳嗽症状时，需慎食虾蟹、贝壳类海产品！

肺癌患者，别乱用维生素片剂

1953 年，仅 25 岁时就因发现脱氧核糖核酸（DNA）荣获诺贝尔奖的詹姆斯·沃森教授，可以说是最著名的生物学专家。DNA 双螺旋结构的分子模型改写了人类对生物学机理研究的历史，故他的言行一直影响着整个生物学领域。沃森研究认为："癌症晚期患者服用含有抗氧化剂的多种维生素片会阻碍自身的治疗。"并在权威的英国皇家科学学会《开放生物学》杂志发出警告：晚期癌症患者，别乱用维生素！

长期以来，含有抗氧化剂的多种维生素片，如维生素 A、维生素 C 和维生素 E 的人工合成的营养补充品，一直是癌症领域讨论的话题。一些研究认为，它们可以产生适度的防癌效果。而沃森教授明确说：这种药片可能弊大于利。他在研究论文中声称，这些营养补充品会产生高水平的抗氧化剂，使化疗和放疗等治疗方法"罢工"，从而成为晚期癌症无法治愈的原因之一。

其实，何裕民教授早在《癌症只是慢性病：何裕民教授饮食抗癌新视点》一书中，就枚举了大量的大样本研究结果，强调癌症患者盲目摄入合成的维生素片剂，有害于肿瘤治疗及康复。因此，强烈主张从天然食物中多摄入维生素！

天然食物中包含若干种成分，很多有益的成分是目前科学所无法揭示和阐述的。我们都说蔬菜和水果有益健康，很多人可能会因此认为，蔬果之所以对健康有益，得益于其包含了大量的维生素和矿物质，是这两大营养素发挥的积极作用。这种说法片面、不科学。健康并不依赖于单个营养素，食物之所以营养，是其中上百种成分的综合表现，整体的效用加乘，往往超过单一成分作用的总和。这个绝对不是我们现在吃单一的维生素就可以得到的效果。我们需要完整的营养，而且尽量从天然、少经加工的食物中获取。

所以，为了防止营养素缺乏问题，真正的解决之道还是调整我们的饮食和生活方式，而不是依赖一个个合成的化学品，这样只会扰乱自身的代谢机制，削弱胃肠道消化吸收功能。

因此我们倡导，根据健康膳食的要求，调整自己的饮食结构和食物选择，从天然食物中获取营养，这才是符合人体自然规律的健康行为，这样的生活方式才是健康的保障。

 茶解中药吗

临床上我们常常建议患者可以喝点茶，但有些患者问：我现在在喝中药，茶水不是解药吗？还能喝茶吗？其实这是一知半解。中医学著名的方剂川芎茶调散，就是用茶水送服中药粉剂来治疗疾病的。

而且茶本身是很好的解毒良药和治病良药，如《淮南子》记载："神农尝百草之滋味，水泉之甘苦，令民知所避就。一日遇七十二毒，得茶而解之。"

现代医学认为，茶叶中含有生物碱、茶多酚、糖类、有机酸、色素、芳香物质、维生素、矿物质等多种化学成分，具有降血脂、降血糖、抗癌、抗突变、抗氧化、杀菌消炎等多种功效。

茶叶对治疗放射性损伤，保护造血功能，提高白细胞数量有一定的功效。茶叶可清除自由基，抗突变，抑制肿瘤细胞，增强机体的免疫功能；茶叶中的儿茶素能诱导癌细胞分化和凋亡，对动物肿瘤生长有明显的抑制作用。

因此，喝中药期间可以正常饮茶，可以在两者间隔时间服用。如喝完中药后隔1小时左右再饮茶，就像吃完饭后不要立即饮茶一样，是同一个道理。

五

常见抗肺癌食品

食物是人生存的物质基础，吃什么，吃得是否科学对肺癌患者尤其重要，也是众多肺癌患者和家属所关心的问题。

很多患者及家属希望给患者调理好，但对食物认知有误区，或者跟风盲从，或是不知如何调配饮食。

那到底哪些食物是对肺癌有益的呢？我们根据国内外众多研究，结合何裕民教授40多年的临床实践以及笔者多年的临床经验、营养教学、科研等，为您解决选择食物的难题，共同帮助患者吃好，为患者治疗和康复助力！

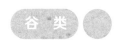

谷类在我国居民的日常饮食中，占有非常重要的地位。但现在随着人们生活水平的提高，人们主食吃得比以前少了，尤其是全谷类食物摄入不足，由此而导致一些慢性病，如癌症、肥胖、糖尿病等发病率增加。

全谷类食物包括哪些呢？如糙米、燕麦、荞麦、高粱、黑米、小米、薏仁、玉米等。其实已有多项研究证实，多吃全谷类食物等能减少癌症的发病率。

美国癌症研究所研究指出，全谷类食物含有维生素 E、硒、多酚类等，硒及多酚类具有抗氧化及抗癌等作用。

因此，多吃全谷类食物，对防治癌症有着积极的意义。

玉米：抗肺癌珍珠

玉米又称玉蜀黍、苞米棒子等，不管是在贫穷年代作为充饥的主粮，还是现在作为一种很好的粗粮保健食品，玉米对人们的贡献都不小。

玉米的保健功能非常广泛。玉米含大量的卵磷脂、亚油酸和维生素 E 等营养素，可以预防高血压和动脉硬化等；含大量的 B 族维生素，能增加食欲，健脾胃。而且玉米胚芽中丰富的维生素 E 和硒元素，均具有一定的抗氧化作用，能防止细胞癌变或突变。

美国研究人员发现，粗玉米中含有一种抗癌因子——谷胱苷肽过氧化物酶，它能与一些致癌物质螯合，使之失去致癌性，从而有效防治癌症。

日本有研究者发现，食用了掺有紫玉米色素饲料的小白鼠，癌症发病率要比不食用这种饲料的小白鼠低 40%。这项研究表明，紫玉米色素具有抑制癌症发生的作用。

玉米的吃法多样，煮粥、煮饭、煲汤、炒菜等，都非常方便。熟玉米棒既卫生又可解饥，且方便，很受人们欢迎。

用玉米粉碎成细渣煮粥，也可作为肺癌患者病后体虚的食疗之品。对于手术、化疗后需要给予流质饮食的患者，我们常推荐家属制作玉米粥给患者食用。用玉米粉 50 克，粳米 100

克，煮至粥稠。玉米粉质地细腻，购买方便，与粳米同煮粥，浓稠养人。对于需要给予清流质的患者，我们常建议患者单用玉米粉加水熬粥，可以与藕粉、牛奶等交替食用，一方面膳食多样化，使患者能更有食欲；另一方面，营养也更全面，患者愿意接受，效果也不错。有些患者想一口吃成个胖子，不可能。体虚需要慢慢调理饮食，坚持一段时间，一般都能有起色，甚至有良效。

玉米浑身是宝，玉米须最早的药用记载见于《滇南本草》，目前也作为一种常用的功能性食品。玉米须中含有多糖、黄酮、生物碱、皂苷等多种成分，具有显著的抗肿瘤、降血压、降血糖、降血脂、利尿排石、增强免疫力等作用。如肺癌患者出现小便不利、腹水和水肿时，可单用玉米须煎汤饮用。也可以把留有玉米须的玉米煮完以后，吃玉米粒，饮汤。或用玉米须 20 克，山药 50 克，加水煮粥食用，都有很好的利尿消肿作用。

玉米在高温高湿环境中易发生霉变，产生黄曲霉毒素等，而黄曲霉毒素是肝癌的主要触发因素。故食用玉米，建议以食用当季的、新鲜的、未发生霉变的为好！

红薯：位列抗癌榜首

番薯又名山芋、地瓜、红薯等，味道甘甜，既是主食，有的地方也当作蔬菜食用。《本草纲目》记载红薯"补虚乏、益气力、健脾胃"；《中华本草》谓其"补中活血、益气生津"。可见，体虚的患者，多食有益。

研究表明，红薯是防癌食品。日本国立癌症预防研究所通过对 40 多种蔬菜抗癌成分的分析以及抑癌试验表明，在对肿瘤有明显抑制作用的蔬菜中，熟、生红薯分别名列"冠、亚军"。日本科学家还发现，浓缩四倍的白薯汁，对癌细胞增殖的抑制作用比普通白薯汁要强 20%。红薯制作淀粉后的残渣中含有抑制癌细胞增殖的物质，可见红薯有一定的抗癌作用。

红薯中含有丰富的胡萝卜素，可抑制上皮细胞异常分化，增强人体免疫力，阻止致癌物与细胞核中的蛋白质结合。

众所周知，红薯有很好的通便作用。中医学认为，肺与大肠相表里，对于肺癌患者，我们临床一直强调患者要保持大便通畅，就是基于中医学这一经典阐述。大便通，肺气顺。确实凡是便秘的肺癌患者，往往康复得就不大好。所以多吃点红薯，有助于通便，对患者治疗和康复都起到积极的作用。

因此，凡是肺癌便秘的患者，只要不是胃酸过多和腹胀，一般我们建议患者吃点红薯通通便，患者也觉得人更轻松了。

在吃法上，红薯粥、红薯玉米糊、红薯水果羹等都是不错的选择。

红薯有养胃、暖胃的功效。因此，天寒地冻时，吃一块红薯，立刻使人感到温暖舒心。

红薯虽好，也要适量食用。建议一周食用 3～4 次，每次一个。霉变、有黑斑病的红薯，切勿食用。

湿阻脾胃、气滞食积者应慎食，易胀气。

藜麦：自由基清除剂

藜麦是近几年兴起的食物，因其营养全面，营养素比例均衡，越来越受到人们的关注。

藜麦有别于其他食物的特点，就是一煮就发芽。藜麦煮成粥，碗里会飘着细细的芽，这其实是藜麦的胚芽，这也正是藜麦营养价值高的秘密所在。

藜麦的营养价值非常高，含有丰富的蛋白质、脂肪、维生素和矿物质等，尤其富含一般谷类所缺少的赖氨酸。藜麦蛋白质含量很高，可与奶类蛋白质媲美，吸收利用率较高。

藜麦的防癌抗癌作用，一直受到人们的关注。科学研究表明，癌症、衰老或其他疾病大都与过量自由基的产生有关联。而植物中存在的抗氧化剂酚类物质可作为自由基清除剂和还原剂，有助于减少氧化应激。有研究者通过分析饮食中添加藜麦种子对血浆氧化应激的影响，发现藜麦可以通过降低血浆中丙二醛和提高抗氧化酶的活性，提高抗氧化能力，从而起到防癌抗癌作用。

藜麦是谷类中的佼佼者，可以说适合于各种癌症患者食用。很多患者都希望多补充点营养，但是一味地进食鸡鸭鱼肉肯定不行，会吃出问题。如果从选择什么样的主食角度来看，藜麦是不错的选择，不温不寒，平和补益，营养全面，易消化，是比较适合于癌症患者补益的主食。

如今超市里都可以见到藜麦的身影，可以做藜麦饭，还可以混合其他谷物蒸煮、煮粥等。

小麦胚芽：天然的营养宝库

小麦胚芽是什么？小麦粒的外层是谷皮层、糊粉层和胚芽，内部是胚乳部分。小麦胚芽又称麦芽粉，金黄色颗粒状，占整个麦粒的 1.5%～3.9%，是小麦中营养价值最高的部分，被誉为"人类天然的营养宝库"。

小麦胚芽含有 8 种人体必需的氨基酸，且比例合理。其色素的成分是小麦黄酮，是一种水溶性色素，对心血管疾病具有很好的治疗作用。小麦胚芽中的谷胱甘肽，被称为抗癌因子，它对抑制癌症有显著的效果。

小麦胚芽含有丰富的维生素 E，在一项针对 7 万多名不吸烟女性的研究中，研究者发现，暴露于二手烟的女性中，膳食中维生素 E 含量较高者，肺癌患病风险显著低于膳食中维生素 E 含量较低者。这提示膳食中的维生素 E 具有保护女性免受二手烟危害的作用。但这项研究同时发现，直接服用补充维生素 E 的药物却具有完全相反的效果。作为富含天然维生素 E 的代表性食物，小麦胚芽在预防肺癌方面的独特效果，值得关注。

小麦胚芽的营养价值非常高，但很多人却不知道该如何食用。最直接的吃法是将小麦胚芽粉加入牛奶，食用方法简单，也可以煮饭或煮粥时加入其中，或者将小麦胚芽与其他杂粮磨成粉，每次一勺，温开水冲服。

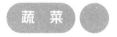

蔬菜

蔬菜、水果是人们膳食的主要组成部分，富含维生素、矿物质、膳食纤维、有机酸、色素、芳香物质等成分，不仅色泽艳丽、诱人食欲，而且营养丰富，对防癌抗癌、提高机体免疫力都有积极的作用。

因此，第三版指南中指出：早在 1990 年代就有一些统计学的证据，证明蔬菜和水果具有预防癌症的作用。

笔者在何裕民教授的指导下，在博士研究期间，对上海地区发病率较高的 6 种常见癌症（肺癌、肝癌、胃癌、大肠癌、乳腺癌和胰腺癌）与饮食的关系进行了调查研究，显示出不同种类的食物与肿瘤的发生、发展有密切的关系。研究发现：蔬菜和水果是这 6 种癌症的保护性因素。

多数流行病学研究支持：经常食用新鲜蔬菜和水果，尤其是富含维生素 C 者，对肺癌有保护作用。

因此，根据 2016 年中国居民膳食宝塔建议，每天食用蔬菜 300～500 克，水果 200～350 克，并保持蔬菜 3～5 种，水果 2～4 种。

白萝卜：消食化痰疗效佳

白萝卜，也叫莱菔，有白、青、红和水萝卜等不同品种，生、熟食皆宜。白萝卜的保健功效尤为突出，民间自古就有"冬吃萝卜夏吃姜，不用医生开药方"之说。可以说白萝卜在预防保健和治疗疾病中的重要意义。

> 三国时期，曹操占领了荆州以后，来到了塘上坝。因水土不服，曹操和数百名将领患上了流感。坝上有位种萝卜的老农，叫唐满，将地里的萝卜送给军营。曹操和患病的将领吃了萝卜，没几天，都康复如初。因此将士们都称萝卜是"人间之良药也"。

中医学认为，白萝卜味甘、辛，具有化痰、下气消食、利尿通便等功效，主要用于痰多咳嗽、食积腹胀、腹痛等症状，对肺癌患者尤为适宜。

现代研究表明，萝卜含有的糖化酵素和芥子油成分对人体消化功能大有裨益，其中的糖化酵素，能分解致癌物亚硝胺，起到防癌作用。

白萝卜食法多样，生食熟食都可，如炖汤、清炒、凉拌等，皆甘甜脆爽，深受大众青睐。

白萝卜有止咳化痰作用，对肺癌患者，或者冬春季易于感冒和咳嗽痰多者，非常适合。可直接食用，或者用白萝卜与冰糖共炖服，也可用白萝卜刮丝和面烙饼食之。

服用过中药汤药的患者，可能看到有一味中药叫莱菔子，其实莱菔子就是白萝卜的种子，有下气定喘、消食化痰的作用，适用于咳嗽、痰喘、胸闷、腹胀等症状。

如可用莱菔子适量，水煎，每次饭前饮用，对于肺癌见咳嗽、痰多者，不妨常饮。

何裕民教授非常欣赏白萝卜，认为它上能消痰、通肺气，下能通腑、通胃肠之气，且子能为药，可以说是蔬菜界的"杠把子"。所以对于肺癌、胃肠道肿瘤，他常常推荐患者多吃点白萝卜。

民间很多人认为白萝卜解中药，其实不然！白萝卜本身就是一味很好的中药，萝卜只是解补气药，如人参等的补壅之功，而对一般的肿瘤患者，我们不主张用人参，所以不存在解不解药的问题！

胡萝卜：小人参

胡萝卜亦蔬亦果，香甜清脆，营养丰富，有"小人参"

之称。

中医学认为，胡萝卜具有明目健脾、行气消食和血养颜之功效。

胡萝卜含有一定的木质素，有提高机体抗癌免疫力和消灭癌细胞的作用。胡萝卜含有丰富的β-胡萝卜素，不少实验证实，β-胡萝卜素能促进巨噬细胞、淋巴细胞的功能，促进细胞因子释放。

由于癌症患者对胡萝卜比较青睐，所以往往会出现过食胡萝卜的现象，出现全身皮肤黄染等问题。

笔者跟随何裕民教授门诊时，曾遇到这样一位女性，30岁出头，宫颈癌患者。该患者经过何教授的中药调理，康复得不错。笔者第一次见到她时，着实吓了一跳，该患者面部发黄，而且手掌和手背也都是黄色的。她并非消化系统肿瘤，按照她的恢复情况，不该出现这样的情形。后来笔者从营养学的角度就考虑，她是不是橘子、胡萝卜之类的食物吃多了。因为过食这些食物会引起色素沉着。笔者问她："您是不是平时很爱吃橘子、胡萝卜之类的？"她说："我每天用5根胡萝卜榨汁喝。"笔者问她："为什么吃这么多？"她说："我们得了癌症的，也'久病成良医'了，都经常学习一些营养知识，很多报道都说，β-胡萝卜素抗癌，胡萝卜里含β-胡萝卜素很多啊！"这不是她一个人的认识，其实很多癌症患者都有这样的想法。

但目前权威的研究结论告诉人们：β-胡萝卜素并不是包治百病的灵丹妙药。多项临床研究表明：给予重度吸烟具有肺癌高危因素的受试者服用β-胡萝卜素补充剂，其患肺癌的风险增加。而且，新的研究提示：大剂量的β-胡萝卜素片剂对某些类型的肺癌死亡率还有明显的负面作用。

前文已述，我们不主张大剂量地服用合成的含β-胡萝卜素的片剂，对于常吃一些富含β-胡萝卜素的新鲜蔬果，只要量适当，是有益无害的！

胡萝卜中所含的β-胡萝卜素在人体内可迅速转化为维生素A，而维生素A是脂溶性维生素，不溶于水，因此食用胡萝卜当以油炒或与肉同煮为宜，能更好地促进β-胡萝卜素的吸收。

山药：健脾益肺补肾

据史料记载，早在3000多年前人类就已开始食用山药。清代吴仪洛在其所著《本草从新》中言："山药色白入肺，味甘归脾。补其不足，清其虚热。"山药既可果腹，又为蔬果，还可作为中药滋补，补虚之功尤为显著，可补肺、脾、肾，达到预防、治疗疾病的目的，是典型的药食两用滋补佳品。

山药多糖是近年来山药研究的热点，作为主要活性成分之一，山药活性多糖具有抗肿瘤、降糖、抗氧化及增强免疫力等作用。

有研究者采用小鼠移植性实体瘤模型评价了山药多糖的抗肿瘤作用，结果表明山药多糖对肺癌有着显著的抑制作用。

张锡纯为近代名医，长期从事临床实践，著有《医学衷中参西录》。在食疗方面，张氏以山药为主药，以粥治病，颇多心得。山药粥可健脾养胃，滋补益气，尤其适合于癌症见脾虚久泻、消化不良、腹胀等症。我们临床运用，疗效颇佳。

对肺癌见肺虚久咳者，可取鲜山药 10 克捣烂，加甘蔗汁半杯和匀，炖热服食；亦可单用山药煮汁服用。

除此之外，山药枸杞粥、山药鸡蛋汤、山药煲排骨等都是居家日常食用菜肴，均有一定的保健作用。

莲藕：清热润肺亦滋补

藕，迄今已有 3000 余年的栽培历史了。藕，微甜而脆，可生食也可做菜。

中医学认为，生藕性寒，有清热除烦之功；煮熟后由凉变温，有养胃滋阴、益气养血之功效。因此，莲藕是体弱多病，尤其是肺癌患者体虚乏力、气血不足者上好的滋补佳珍。

莲藕含有丰富的碳水化合物、维生素 C 以及钙、铁等营养成分，还含有多酚类物质，具有抗氧化等作用。

藕的吃法很多，浓藕汤、藕饼、藕粥、藕炖排骨等都是家常吃法，补益作用亦佳。

民间早有"荷莲一身宝，秋藕最补人"的说法。因此，藕有很好的清热润肺的作用，对于肺癌患者见咳嗽、干咳无痰或有些许黄痰，我们常常建议患者用藕汁和梨汁各半杯，调和饮用，患者饮用后，疗效颇佳。

对于肺癌放疗后见口燥咽干、干咳者，也可常食藕。

对于肺癌见咳血者，可用藕 250 克，侧柏叶 60 克，捣汁，温开水冲饮。

对于癌症见腹泻者，可用嫩藕 100 克，煮熟烂，米饭 200 克与藕泥拌匀，制糕，上撒白糖少许，食用。

百合：滋阴润肺补虚损

百合，色泽洁白，清香醇甜，为药食兼优的滋补佳品。"更乞两丛香百合，老翁七十尚童心"，这是寓意了百合对人的保健作用。新鲜百合食疗效果更佳，四季皆可食用。

中医学认为，百合具有养心安神、润肺止咳的功效，可治疗肺虚干咳、燥咳少痰、心悸失眠等症。《本草纲目拾遗》认为"百合清虚火，补虚损"。《本草纲目》指出："百合粥润肺调中。"

百合营养丰富，富含淀粉、蛋白质、多种碳水化合物及钙、铁等营养成分，具有良好的营养滋补作用，尤其是滋阴润燥功效极佳，适合放疗后出现口干心烦、唾液匮乏、干咳痰少等患者。

> 笔者曾应邀在云南昆明做肿瘤饮食讲座，有位上颌窦癌张姓患者来听讲座，戴着口罩。她告诉我，她手术后进行放疗共 6 次。她的床位医生曾经很纳闷地问她：为什么他负责的床位上，其他患者放疗后，多数患者出现明显的舌头两侧发黑、面部灰暗、唾液量骤减、口干厉害和皮肤干燥等放疗后副作用；而张女士状态却这么好呢？张女士感激地对我说：孙老师，刚开始放疗的时候，她也很难受，后来老公买了《生了癌，怎么吃：何裕民教授饮食抗癌新视点》一书，书中介绍了很多关于癌症治疗的食疗方，后来我就一直用您书中介绍的对应的食疗方（其中，主要就是百合），很简单实用的方法，但效果特别好！

所以，现在情况很好，即使放疗也没有别人那样遭罪……

她取下口罩后我发现，患者因为手术，右侧上颌部位有手术疤痕。但患者面色滋润有光泽，气色很好，她高兴地对身旁的患者说："我很幸运，患病后，能够及时得到了科学的指导，通过食物改善了症状，不然，我的情况肯定也很糟！这让我对治疗癌症有了莫大的信心！"

张女士的话让笔者很欣慰，也很感慨。临床因采纳我们推荐的食疗方而获益的患者很多。所以说，防范及抗击癌症领域"食物就是良药"！合理的饮食就是重要的医疗手段！

百合常见的保健食谱很多，如"百合雪梨羹""百合红枣汤""百合猪肚汤"等，都具有增强体质、抑制癌细胞生长、缓解病情等效用。

百合粥不仅出于《本草纲目》，同时也为很多古代中医文献所载，既是中医传统养生粥，也是民间常用的保健粥。本方可润肺生津止咳，尤其适合于肺癌肺虚久咳、干咳无痰，或咽干少痰、痰中带血、气短微喘之病，也包括各种体虚肺弱的慢性呼吸系统病变。

夏季常饮用百合绿豆汤，以清热解毒，既是民间常用的夏季消暑之品，也适合于肺癌、喉癌放疗后出现咽喉热痛、干燥者。

对于肺癌患者见失眠、精神抑郁、情绪失常、嗳气等症，可用百合鸡子黄汤：百合 50 克，鸡蛋 1 个。百合浸冷水中，出白沫，去其水，和清水同煮，加鸡蛋黄搅匀再煮，放冰糖调味即可食用。本品是一道家常汤羹，但安神效果奇佳，对于肺癌见睡眠不佳者，可以早餐时搭配点心食用，也可临睡前服用一碗，可助安眠。

花椰菜：抗癌功效显著

十字花科蔬菜，包括卷心菜、紫甘蓝、花椰菜、西蓝花、芥蓝等。此族蔬菜除了含有丰富的维生素 C、矿物质和膳食纤维等抗癌物质外，还含有吲哚类和黄酮类化合物，常吃这类蔬菜，能降低肺癌、胃癌、结肠癌和乳腺癌等的发病率。

一项多中心观察研究发现，十字花科蔬菜有益于改善肺癌患者的生存期。一个较大规模的人群前瞻性研究发现，膳食中十字花科蔬菜的代谢产物异硫氰酸酯，可以降低中国男性肺癌的发生率。

花椰菜含有丰富的芥子油苷，有研究表明，摄取芥子油苷可以降低 20%～30% 的肺癌患病风险，尤其对于女性效果更加显著。

一项针对健康人群的临床研究发现，吸烟和非吸烟的健康年轻男性，膳食中每天增加 1 份蒸熟的西蓝花 200 克，连续10 天，他们体内淋巴细胞脱氧核糖核酸链断裂均明显下降，细胞的保护作用增加。西蓝花的摄入提高了吸烟者整体的抗氧化能力。

十字花科蔬菜，还有荠菜、卷心菜、油菜等，都是抗癌的食物。

很多研究显示，常吃这些蔬菜可减少肺癌、胃癌、乳腺癌和肠癌的发生。

菠菜：保护肺组织

菠菜是居家常食蔬菜，《食疗本草》记载："菠菜利五脏，通胃肠热，解酒毒。"

研究认为，菠菜、豆瓣菜和羽衣甘蓝等绿叶蔬菜中，含有丰富的类胡萝卜素，能提供大量的抗氧化剂，它们能抵御自由基的侵袭，从而起到抗癌作用。

菠菜因富含叶酸和叶黄素而被推荐。作为一种维生素，叶酸被数个研究发现具有减少肺癌风险的作用，尤其是对于戒烟的人群，可减少 40％ 的肺癌患病风险。而叶黄素是一种抗氧化剂，可以消除机体内由于代谢产生和外界致癌物质诱发的自由基，从而起到保护肺组织的效果。

家常食用菠菜时，有多种方法，如菠菜蛋汤、炒菠菜、菠菜拌姜丝等。

对于肺癌化疗见贫血者，可以食用菠菜猪肝汤；对于便秘人群，可以常食菠菜粳米粥。

菠菜含草酸较多，会阻碍钙质的吸收，因此烹饪时可以先以开水焯一下，以去除草酸和涩味。

大蒜：抗癌力强

大蒜是百合科葱属植物，2000 多年前，由西汉张骞出使西域时带回我国，如今已成了我国人民日常保健食用和药用佳品。

大蒜有降血糖、防治心血管疾病、防癌抗癌等作用，是心血管病、中风、癌症和糖尿病等的克星，被誉为"绿色大夫"。

大蒜的抗癌作用，早就被国内外学者所关注。常吃大蒜可提高机体免疫能力，增强机体抗氧化、抗突变和抗肿瘤等能力，提高人类健康水平。

我国的一项研究表明，每周生吃 2～3 次大蒜，可以降低近 45％的肺癌患病风险。

大蒜能抑制胃液中硝酸盐转变为亚硝酸盐，从而阻断亚硝胺的合成，减少肺、胃、食管、大肠、乳腺、卵巢、胰腺、鼻咽等多处癌变的发生率。

研究认为，大蒜的抗癌作用主要表现在以下几个方面：大蒜可以调动机体内的抗癌因素，抑制体内肿瘤细胞过度生长繁殖，从而达到抗癌的效果；大蒜具有抗突变作用，能够阻断基因的致癌作用，促进抑癌基因表达，诱导癌细胞向正常细胞分化，从而抑制癌症的发生。

大蒜素是大蒜中主要的生物活性成分，有研究表明，大蒜素对肺癌、结肠癌等多种肿瘤，均有明显的抑制作用。

大蒜不宜空腹食用，可在饭后或是进餐中食用。我们常常推荐患者制作凉拌菜时多放点蒜，保健作用往往突显。

很多人深知大蒜的保健作用，但碍于食用后，口中时常有股异味，所以往往对其"敬而远之"，特别是南方居民。其实只要食用后用浓茶漱漱口，或嚼些口香糖、生花生米，或口含一颗橄榄等，异味自然就消除了。

鱼腥草：清肺热、抗菌

鱼腥草，又名蕺菜、折耳根、臭草等，是一种药食两用的药材，夏秋茎叶茂盛花穗多时采收，取其叶、茎，除去杂质，阴干用或鲜用。

鱼腥草因含挥发油，具有特殊鱼腥气，故而得此名。鱼腥草既是我国传统中药材，《本草纲目》将其列为上品，其味辛、性寒，归肺经，具有清热解毒、消肿排脓、利尿通淋等功效，现代临床多用于治疗痰热壅肺、咳吐脓血，为肺痈（肺脓肿）之要药，亦是治疗各种呼吸道感染以及大叶性肺炎等症的常用药。

现代研究认为，鱼腥草素为鱼腥草抗菌的有效成分，能抑制金黄色葡萄球菌、流感嗜血杆菌、肺炎链球菌、大肠埃希菌、志贺菌属、伤寒沙门菌等。研究表明，其注射液对呼吸系统炎症的治愈率达95.6%。

有研究者提取鱼腥草中黄酮类成分，结果表明，黄酮提取物可抑制肿瘤细胞的生长，且可诱导其死亡。

鱼腥草是人们夏日喜爱的野菜佳蔬。将适量鲜鱼腥草根叶摘除杂质后，洗净，先用少量食盐拌匀，放半小时后，再加入醋、酱油、味精、芝麻油等拌匀，不但能开胃、增进食欲，还有防治各种热性疾病之功效。

对于感冒、肺炎者，可用鱼腥草30克，金银花15克，连翘12克，黄芩10克，水煎服。

肺癌咳嗽、盗汗者，鱼腥草叶60克，猪肚1个。将鱼腥草叶置猪肚内炖汤服，每天1剂，连用3剂。

2017年有研究提示，鱼腥草中含马兜铃酸，可代谢成马兜铃酸内酰胺而有一定的肾毒性和致癌性，故一度引起了恐慌。进一步研究认为：有毒性的仅仅是马兜铃酸内酰胺-I。鱼腥草提取物中发现有马兜铃内酰胺-B2、A2、F2类，但尚未发现有马兜铃酸内酰胺-Ⅰ。而且，韩国的研究表明：鱼腥草中含有的马兜铃酸内酰胺的含量很低，且平时吃的都是新鲜的，含量就更低了，故"鱼腥草致癌"这个坊间传闻被多次辟谣。《中国药典》（2015年版）和卫生部、农业部相关的资料中，鱼腥草是可以食用之物。

何裕民教授临床善于运用鱼腥草，对于肺癌患者，除了根据辨证在中药汤方里会出现鱼腥草以外，也常推荐相应的患者，用鱼腥草做成食疗方，辅助治疗，疗效也得到患者认可。如对于肺癌见肺部感染，出现咳嗽的，往往推荐患者用鱼腥草凉拌，方法简单，实用性强。导师推荐的食疗方，往往操作简便，食材方便，不增加患者额外的负担，却往往有良效，得到了患者的诸多赞许！

但因本品性寒凉，阳虚寒湿者，忌服。

丝瓜：清热化痰兼平喘

丝瓜一直是老百姓餐桌上的常见食物，正如《本草纲目》所云："丝瓜，唐宋以前无闻，今南北皆有之，以为常蔬。其花苞及嫩叶卷须，皆可食也。"

中医学认为，丝瓜具有清热化痰、止咳平喘的作用，可用于痰热咳嗽、喘息等症状。

一部分瓜种老熟后长出坚韧的网状纤维，即成丝瓜络，中医处方用于通经络、消肿胀、化痰湿，也能作为沐浴时擦身之用，或者家用洗碗除污。

现代研究证明，丝瓜含有丰富的维生素C，维生素C是水溶性抗氧化营养素，能增白皮肤、去除面部黑斑，使皮肤洁白、细嫩、美容养颜。因此丝瓜嫩时除食用之外，汁液可以润肤，内服时称为丝瓜水，也可作为化痰剂。

对于肺癌见肺热咳嗽者，可用干丝瓜花 10 克，煮水，蜜蜂适量，调服。

丝瓜叶也具有美容去皱的特殊功能，可将适量丝瓜叶洗净，沥干水分，捣烂如泥，擦抹患处，至皮肤发红为止。隔日1 次，7 次为 1 疗程。本方可清热润燥、止痒，对于皮肤粗糙、神经性皮炎，均有一定的作用。

荠菜：清肺热、消痰

荠菜算是一种野菜，鲜美无比，以前人们对其关注不多，现在随着大众对食物的认识不断提高，荠菜因药用和食用价值高，颇受人们青睐。

中医学认为，荠菜性偏凉，可清热利湿、止血，对于吐血、咯血、咳嗽有黄痰等均有一定的作用。如《滇南本草》指出荠菜："清肺热，消痰，止咳嗽，除小肠经邪热，利小便。"《现代实用中药》也指出，荠菜可止血，治疗肺出血等，这与荠菜中含有的荠菜酸有关。

肺癌患者常出现咳嗽、痰中带血，甚至咯血的表现，平时多吃点荠菜，对患者有帮助。尤其是春天，荠菜茂盛，将荠菜做成荠菜饺子、凉拌荠菜和荠菜肉包等，均是家常吃法，很受欢迎。

肺癌患者由于放化疗，常常胃口不好，食欲不振，荠菜的鲜美不仅能提振患者食欲，也能够让患者在痛苦的治疗中，感受一丝丝的美好。

不过，荠菜虽好，食用时，要注意几点：

（1）荠菜偏凉，如果患者消瘦，脾虚怕冷，吃凉的食物就容易拉肚子，建议别吃；或者吃的时候，放些姜。

（2）荠菜中含有草酸，草酸可降低矿物质的生物利用率，会影响铁的吸收。因此，最好将荠菜焯水后再食用，这样能去除大部分的草酸，让人体更好地吸收荠菜的营养。对于有贫血的肺癌患者，建议少吃荠菜。

（3）荠菜含丰富的膳食纤维，口感较粗，对于肺癌患者，经受了手术、放化疗，消化吸收能力弱，制作荠菜菜肴时，建议将荠菜切得细一点，如做成荠菜肉丸、荠菜羹等形式，更有利于消化吸收。

芦笋：入肺经、疗肺疾

近些年，芦笋大受追捧。实验研究发现，芦笋提取物具有调节免疫，减少炎症，抑制肿瘤细胞增殖的作用，因此是一款可常食的健康蔬菜。

中医学认为，芦笋入肺经，可清热生津、利水，用于口渴、肺痈（主要表现为发热、咳嗽、胸痛、咯吐腥臭浊痰，甚则咯吐脓血痰）、肺痿（主要表现为咳吐浊唾涎沫，质黏稠不易咯出，或痰中带有血丝，或咳甚而咯血，其色鲜红，咽干而燥，形体消瘦等）等。

肺癌患者临床常见发热、咳嗽、胸痛、咳痰出血或痰中带血丝，后期的患者，常常体型消瘦，肺功能下降，出现一派虚弱表现。这时，不仅要积极给予临床治疗，同时增加营养，提高机体免疫力也至关重要。

用芦笋 300 克，榨汁，加少许糖调服，对于有肺热出血的肺癌患者，有一定的止血作用。

另外，患者体虚时，可以用芦笋 100 克，海参 1 条，将芦笋切成小段，海参切成小块，两者一起烩制。食用时，根据个人口味，加盐调味，对于增强机体抵抗力有一定的作用。本膳食方可以当作菜肴食用，一周食用 2 次左右。这里需要注意的是，临床中有的患者认为海参属于高蛋白、高营养的食物，因此把海参当成补品，特别是经济条件好一点的患者，自己买或者亲朋好友送的，几乎天天或者隔三岔五吃海参，其实没有必要。一般每周 2 条海参即可，过多食用高蛋白的食物，对于癌症患者，不仅不吸收，反而增加胃肠道负担，弊大于利！

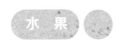

水 果

众所周知，水果是抗癌佳品。世界癌症研究基金会和美国癌症研究所总结世界各国的研究，认为有充分证据表明：蔬菜和水果能降低肺、口腔、咽、食管、胃、结肠、直肠等癌症的危险性；且很可能降低喉、胰腺、膀胱等癌症的危险性；亦可能有降低子宫颈癌、子宫内膜癌、肝癌、前列腺癌等的危险性。

《柳叶刀》报道指出：中国因饮食问题导致的癌症和心血管死亡率排在第一名！在很多人看来，都会觉得罪魁祸首是咱们吃油和糖太多了。高糖和高油饮食确实不利于健康，但在这项大规模的统计研究中，这两者并不是最强的"饮食杀手"，排在前三的其实是以下 3 个不健康的饮食习惯：钠超标，水果不足，吃杂粮太少。

研究表明，有十几种水果可以起到有效地降低患癌症概率的作用。这些水果包括柑橘、苹果、梨、芒果、木瓜、草莓、枇杷、橄榄、甘蔗、柚子。

柑橘：全身是宝

柑橘，种类很多，是橘、柑、橙、金柑、柚等一大类水果的总称，甜酸多汁，深受人们喜爱。

柑橘类水果的抗癌作用得到了人们充分的关注。日本医学机构通过实验研究确认：柑橘类水果有较明确的抑癌作用，其中所含的玉米黄质尤其受到关注。有科研人员对180名健康者血液里的玉米黄质含量进行测定、比较，发现食用柑橘越多的人，血液中玉米黄质的含量越高；而对100名肺癌和肠癌患者血液进行的检查结果表明，他们血液中玉米黄质含量要比健康者低约20％。玉米黄质是柑橘类水果中所含的一种色素类胡萝卜素。故医学专家建议，每天吃2个柑橘，摄入足够量的玉米黄质，有望抑制癌症发生。

研究发现，从柑橘类果实中（幼果、果皮、果汁、种子）提取分离并鉴定出的番茄红素、柑橘苷配基、香豆素和柠檬苦素等活性物质，均有抗癌作用。

柑橘中所含有的香豆素是目前已被科学家充分肯定的抗癌物质。研究表明，香豆素的抗癌作用主要体现在两方面：第一，香豆素通过解毒酶的作用使癌物质解毒失效；第二，与癌物质相拮抗，并抑制其代谢。

柠檬苦素是引起柑橘类果汁苦味的主要物质，也是柑橘果汁饮料中的苦味成分。近年研究发现，柠檬苦素能够抑制由化学物质引起的肺癌、肝癌、小肠癌、口腔癌和胃癌等。

柑橘类水果可谓全身是宝，如橘子的果肉、皮、核、络等均可入药，都是著名且常用的中药。

如常用中药陈皮，就是橘子皮阴干或通风干燥而成，具有理气健脾、燥湿化痰等作用，可用于肺癌出现食少、咳嗽痰多等症状。

橘核性味苦、无毒，有理气止痛等的作用，可用来治疗疝气、腰痛等症状。就连橘根、橘叶等也可入药，具有疏肝、健脾、和胃等作用。

苹果：降低患肺癌风险

"每天一苹果，医生远离我"，苹果的保健作用为人所称道。

中医学认为，苹果性味甘凉，可生津润肺、补脑养血、安眠养神、解暑除烦。《随息居饮食谱》云："润肺悦心，生津开胃。"

苹果富含碳水化合物、维生素、无机盐、纤维素、有机酸、多酚及黄酮类等成分，常吃苹果，既能补充维生素和无机盐等营养物质，又可促进消化，防止便秘，且可降血脂、降血压、稳定血糖、减肥、美容等，功效广泛。

现代研究发现，多吃苹果，患肺癌的概率能减少 46%，得其他癌症的概率也能减少约 20%。

现在大多数消费者喜欢将苹果削皮后食用，但研究发现，苹果尤其是其果皮内富含黄酮类物质，不论对于吸烟人群还是非吸烟者，都有预防肺癌的作用。从苹果皮中分离纯化到的熊果酸、科罗索酸和山楂酸等三萜酸类化合物能够显著抑制癌细胞的增殖，并认为这些三萜酸类化合物是苹果皮中主要抗癌活性成分。

芬兰医学研究人员发现，常吃苹果可降低患肺癌的风险，这与苹果中的黄酮类化合物通过新陈代谢产生的重要抗氧化物质起到一定的抗癌作用有关。

据英国《BBC新闻》的报道显示，每天至少吃一个苹果的人比那些很少吃或从来不吃的人，更不容易患肺癌、结肠癌、口腔癌、食管癌和乳腺癌等。

水肿和腹水患者在服利尿药时，可多吃苹果，一方面补充维生素等营养物质，同时，也可调节水盐及电解质平衡。

苹果可做成苹果泥、苹果汁，以及与其他蔬果一起榨汁服用。

梨：吸烟、爱吃烧烤者更宜

自古以来，梨就被推尊为"百果之宗"。

梨富含胡萝卜素、维生素 B_2、维生素 C 等营养素，对于肺癌、鼻咽癌、喉癌放疗后出现口燥咽干、咳嗽少痰等阴津损伤者，尤为适宜。

有研究人员对吸烟者进行试验，让他们连续 4 天每天吃750 克梨，然后测定吃梨前后尿液中多环芳烃代谢产物 1-羟基芘的含量。结果发现：吸烟 6 小时后吃梨，人体血液内 1-羟基芘毒素会经尿液大量排出；如果不吃梨，1-羟基芘毒素排出量则很少。看来，梨对保护吸烟者的健康意义突出。

而且，加热后的梨汁同样有一定的抗癌作用。给注射过致癌物质的小白鼠喝加热后的梨汁，小白鼠尿液中能排出大量的毒素，从而可以预防癌症（特别是肺癌）的发生。因此，建议吸烟者、喜爱吃烟熏食品或烤制食品的人，不妨多喝些加热后的梨汁，既富有营养，又能减少癌症发生的风险。

梨为秋天成熟的水果，多汁，中医学认为，其能生津、润燥、清热、化痰，具有明显的滋阴润燥等功效。在气候干燥时，人们常感到皮肤瘙痒、口鼻干燥、干咳少痰等，民间习惯于此时多吃点梨，常常可以缓解秋冬季干燥气候之伤害。

梨膏糖治疗咳嗽非常有名。相传唐代名相魏征的母亲患了咳嗽，请来名医诊治，她却嫌药苦，不愿服，以致病情加重。后来魏征想到，母亲平素爱吃梨，便命人将止咳化痰良药与梨汁、白糖一起煎熬成梨膏糖，味道甘甜可口，其母亲果然爱吃，不久咳嗽便痊愈。后来，梨膏糖便广泛流传于民间至今。

在临床上，何裕民教授善于运用梨做食疗方治疗肺癌患者，如用梨、新鲜白茅根、新鲜芦根，三味一起榨汁，以缓解患者咳嗽、口鼻干燥等症状，效果显著。

对于肺癌咳嗽有痰热者，可将梨捣汁服用，熬膏亦良，亦可加姜汁、白蜜等一起食用，有清热润肺、止咳的功效。

对于肺癌痰多、口干、舌红者，可用去心的生梨 1 个，加入川贝母 3 克，冰糖 15 克，在水中煮 20 分钟后，饮汤食梨。

芒果：多成分抗癌

芒果是一种原产于印度的漆树科常绿大乔木之果实，为著名热带水果之一。因其果肉细腻，风味独特，营养丰富，深受人们的喜爱，素有"热带果王"之誉称。

芒果营养丰富，含有糖、蛋白质、粗纤维和胡萝卜素等成分，具有美化肌肤，防止高血压、动脉硬化、便秘等诸多功效。

芒果含芒果酮酸、异芒果醇酸和多酚类化合物，具有抗癌等的药理作用。

多酚是植物中的一种天然物质，与许多物质一起对健康起到促进作用。美国研究人员对芒果中的多酚提取物在肺癌、结肠癌、乳腺癌、白血病和前列腺癌患者中的作用进行了研究。结果发现：芒果对预防肺癌、结肠癌和乳腺癌有一定效果。研究人员对芒果中的多酚（特别是其中的生物活性成分丹宁酸）作用于癌细胞的深层次机制进行了分析，发现癌细胞的分裂周期因多酚而被阻断。研究人员认为，这可能是芒果预防和抑制癌细胞的一种机制。

美国得州的研究者发现：芒果含有大量的抗氧化剂和抗癌成分，对抵御癌症发挥了巨大作用。从营养学成分来看，芒果富含多酚类化合物（包括没食子酸和没食子单宁）、维生素 C 和 β-胡萝卜素，它们具有抗癌和抗炎效应，可预防并阻止人体内癌细胞的形成。

木瓜：百益果王

通常说的木瓜有两大类：蔷薇科木瓜属植物木瓜与热带水果番木瓜科的木瓜（番木瓜）。这里所指的木瓜是指供食用的番木科木瓜。木瓜素有"百益果王"之称。

中医学认为，木瓜性温、味酸，具有平肝和胃、舒筋活筋骨、降血压等功效。

有研究发现，多吃一点以木瓜为代表的橙色水果，能减少患肺癌的概率，这主要归功于其中的防癌酵素——木瓜酵素。

木瓜叶提取物制成的茶饮料具有很强的抗癌作用。有研究发现，木瓜中所含的木瓜酵素可抑制或杀灭人体内多种癌细胞，包括肺癌、乳腺癌、胰腺癌、子宫颈癌和肝癌等细胞。而且，木瓜酵素在杀死这些癌细胞的同时，并不会伤害到正常的人体细胞。

食用时，可生吃，也可将木瓜榨汁，或者木瓜叶捣烂，加适量的温开水后滤出汁液服用；民间的木瓜炖雪蛤，更是著名，但是此物不一定适合于所有女性。

草莓：抗氧化、保肺

草莓又称洋莓、地莓，鲜美红嫩，营养丰富。含有多种营养成分，如胡萝卜素、维生素 B_2、钙和铁等，尤其富含维生素 C，其含量是西瓜、苹果、葡萄的数倍。

据《食品化学》杂志上的研究报告显示，草莓是人体内抗氧化物质的有效来源。体内研究证实，经常食用草莓可提高血液抗氧化水平，有助于降低人体患心脏疾病、癌症等慢性病和糖尿病等代谢紊乱疾病的风险。

意大利和西班牙研究人员进行的研究表明，草莓中含有高浓度的抗氧化剂（如石碳酸和类黄酮），可以抵御氧化损伤，延缓衰老，还有抵御癌症的功效。连续两周每天两杯草莓汁，能改善红细胞的抗氧化状态，提高身体对氧化应激的免疫反应，以降低疾病风险。

草莓有滋补气血作用，如可加工草莓红枣粥：将草莓250克，洗净；糯米200克，红枣50克，加水，用武火烧沸后，转文火煮至糯米酥烂；加入草莓及适量白糖，拌匀，稍煮即成。本品具有健脾和胃、滋补气血等功效，适用于肺癌体虚者服用。

因草莓含草酸钙较多，所以患尿路结石、肾功能不好的患者不宜多吃草莓，否则会加重病情。

枇杷：治咳嗽、下肺热

枇杷果实味道酸甜、营养丰富。有资料显示，枇杷叶早在魏晋南北朝时期就被发现，有治咳嗽、下肺热的功效，直到今天枇杷叶制剂"枇杷露（膏）"仍在治疗咳嗽方面发挥着重要的作用。

中医学认为，枇杷果具有润肺止咳、和胃止吐逆等功效，可治咳嗽、吐血、燥热等症状。据《滇南本草》记载："枇杷治肺痿痨伤吐血、咳嗽吐痰、哮吼，又治小儿惊风发热。"

有研究发现，枇杷中的乌苏烷型、齐墩果烷型三萜和部分黄酮化合物对淋巴瘤、乳腺癌细胞、肺癌细胞、胰腺癌细胞和白血病细胞等有抑制作用。

肺癌患者见咳嗽者，可平日常食用枇杷，对缓解咳嗽不适有一定帮助。

橄榄：利咽化痰

橄榄为橄榄科植物橄榄的果实，不论成熟与否，都呈青色，因而称"青果"。初食略有酸、涩，微苦感，久嚼后其味转清甜，余味无穷。橄榄经蜜渍后香甜无比，风味宜人。

中医学认为，橄榄为甘酸、性平，有清热解毒、利咽化痰、生津止渴、除烦醒酒等的功效，适用于咽喉肿痛、烦渴、咳嗽痰血等症。《本草纲目》载其"生津液、止烦渴、治咽喉疼、咀嚼咽汁，能解一切鱼鳖毒"。

取咸橄榄 2 枚、芦根 30 克，将二者择净，用清水 2 碗半煎至 1 碗，去渣取汁饮用，每天服用 1 剂。可清热解毒，适用于流感、肺癌见肺热咳嗽、咽喉肿痛等症。

每天嚼食 2～3 枚鲜橄榄，也有防治流感、上呼吸道感染的作用。对于肺癌患者，可常嚼食。

甘蔗：肺燥虚热者宜多食

甘蔗甘甜可口，富含糖分，是老百姓喜欢的水果之一。

中医学认为，甘蔗具有清热生津、润燥的作用，常用于肺热咽喉肿痛、肺燥虚热、干咳少痰、咯血等症。

甘蔗一般是用来榨汁饮用，对于肺癌患者见发热、口干者，可榨汁饮用一杯（200 毫升），每天 2 次，连服 3 天，有一定的作用。

将甘蔗榨汁，取 500 毫升，与粳米 300 克，共煮成粥，以粥稠香糯为宜。每天食用 2 次，可早晚当主食食用。此粥香甜适口，润养心肺，对于肺癌见咳嗽，口干，有痰者，不妨常食。

因甘蔗是寒凉水果，脾胃虚寒者慎食。

柚子：止咳化痰

柚子是常见的消食化痰食物，为民间所常用。

中医学认为，柚子味甘、酸，性寒，有健胃化食、消痰等作用，尤其适合于饮食停滞、消化不良以及咳嗽有痰者。

日常生活中，人们在治疗咳嗽时，常将柚子搭配冰糖、川贝和蜂蜜食用，疗效更好，对于肺癌患者，也非常适宜。

如大家熟知的冰糖柚子，将柚子肉切碎，放入碗里，加入少许冰糖和适量的水，放入锅内，约蒸五分钟，待冰糖融化即可使用。对于肺癌久病见肺气虚、乏力、干咳者，疗效颇佳。

对于咳嗽较重的患者，我们在传统的冰糖柚子基础上，加入川贝粉 5 克同蒸熟食用，对于咳嗽伴有气喘的肺癌患者效果更佳。或者将柚子去核切成块，煮烂，加蜂蜜拌匀，时时含咽，对于肺癌咳嗽以及久咳、咽喉不适者尤为适宜。

其实柚子皮也是一款良药，可化痰止咳。如将柚子皮切碎，与川贝粉以及蜂蜜一起入锅蒸煮，每天早晚食用，对于老年肺癌患者见咳嗽、口干、发热者，有一定的作用。

大 豆

大豆起源于中国，在我国有几千年的食用历史，俗称黄豆，是主要的油料作物之一，其营养丰富而全面，故有"豆中之王"之美誉。

大豆营养丰富，含有 35％～40％的蛋白质，15％～20％的脂肪，25％～30％的碳水化合物，是植物性食物中含蛋白质量最多者。

大豆中含胆固醇少，且大豆中富含膳食纤维，它有降低人体胆固醇的作用。研究证明，大豆具有提高血液中高密度脂蛋白（HDL）含量、降低低密度脂蛋白（LDL）含量、降血脂、防止动脉粥样硬化的作用。

研究认为，大豆含有一种植物雌激素（从异黄酮衍生的一种无色结晶化合物），对抑制癌细胞的生长起着非常重要的作用。它能破坏癌细胞释放出的促进血管生成的化学物质，阻止生成供给癌细胞养料的新血管，断绝癌细胞的"给养"通路，将其饿死。

研究发现，口服大豆皂苷对肿瘤小鼠皮下肿瘤的生长和肺部转移均有明显抑制作用，并且可诱导抗肿瘤免疫。

大豆蛋白质是来自植物的优质蛋白质，其氨基酸组成接近于人体需要，可以弥补谷物中较为缺乏的赖氨酸。因此，平时饮食中建议谷类和豆类一起食用，整体的利用率会提高。

大豆含嘌呤较多，过多食用，会加重肾脏的负担。因此肾脏功能不好，或者尿酸偏高者，不宜多吃大豆。

豆腐、豆浆

豆腐是中国盛行的主要豆制品。其味美、洁白养眼，且保健功效彰著。

中医学认为，其味甘性凉，具有益气和中、生津解毒等的功效，是保健上品，可用于赤眼、消渴、痢疾等症状。

日本的一项调查表明：男性常食用豆制品可预防肺癌。日本厚生劳动省一个专题研究小组对 45～74 岁的男性与女性共约 7.6 万人实施了长达 11 年的跟踪调查。他们将调查对象按每天食用豆制品的量分成 4 组，比较食用量与肺癌发病率之间的关联。结果显示：食用豆制品量最多一组的男性患肺癌的风险比最少一组的男性要低 57％。

豆浆是中国人非常喜爱、男女老幼皆宜的日常饮品。

现代研究认为，豆浆含有丰富的植物蛋白质、磷脂、B 族维生素、铁和钙等矿物质，尤其是含有丰富的钙，非常适合于老人、成年人和生长发育期的儿童、青少年食用。豆浆含有寡糖，更易于人体吸收，长期饮用豆浆可以预防贫血、低血压、血小板减少等疾病。

研究发现，豆浆是所有豆制品中胰蛋白酶抑制剂残留量最高的食品。我国测定发现：家制豆浆和市售豆浆中，胰蛋白酶抑制剂的残留活性为 9％～12％，这对于预防癌症具有一定意义。近几年来，体外实验和动物模型研究均证实了胰蛋白酶抑制剂对于癌症发生过程的阻断作用及对癌细胞的直接抑杀作用。

因此，建议大家可以适当喝豆浆，每天 1～2 杯，每次 200 毫升左右。在加热豆浆时，要注意煮沸煮透。因豆制品含有皂素，在 80℃ 左右，皂素受热膨胀，此时大豆中的很多有毒成分并未完全被破坏，人食用后易造成中毒。所以应在假沸后继续加热到 100℃，泡沫消失后，然后文火再煮 10 分钟左右，等有毒物质彻底被破坏后，方可安全食用。

对于肺癌体虚人群，用豆浆煮粥食，则较为补益。

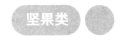

坚果类

　　坚果包括榛子、核桃、杏仁和板栗等，营养丰富，受到人们的欢迎。荷兰研究人员发表在《国际流行病学期刊》上的研究显示，每天吃 10 克坚果就能显著降低人们死于常见疾病的风险，使死于心脏病、癌症、糖尿病和神经退行性疾病的风险分别降低 17％、21％、30％和 47％。

　　德国的研究者发现，机体具有一系列让活性氧物质失活的保护机制，这些活性氧由紫外线照射、各种化学或者食物代谢物质产生，从而造成癌症的发生发展。由于坚果可以激活机体清除活性氧的防御功能，因此，对机体有保护作用。

　　美国有研究指出，坚果和粗粮等富含维生素 E 的食物，可使吸烟者得肺癌的发病率降低 20％。

　　因此，建议适当多食坚果，建议每人每天至少应该从植物油和坚果中摄取身体所需总热量的 5％～10％。

核桃：温肺定喘、润肠通便

　　核桃营养极其丰富，有"坚果之王"美誉。核桃为中国传统补品，历史上就有"万岁子""长寿果""养生之宝"等美誉。

　　中医学认为，其味甘、性温，为补肾佳品，可固精强肾、温肺定喘、润肠通便。

　　核桃含有丰富的锌元素和磷脂，磷脂是神经细胞新陈代谢的基本物质，多吃核桃，可以增强脑部细胞的活力，促进记忆。核桃仁中含有丰富的谷氨酸，谷氨酸可以促进脑部细胞呼吸。丰富的维生素成分，可以防止细胞老化，延缓衰老。常吃核桃还有缓解疲劳，减轻压力的作用。

有研究者通过探讨核桃青皮提取物抑制小鼠 Lewis 肺癌细胞体外生长的机制发现，核桃青皮提取物通过下调 Cyclin D1 蛋白抑制肺癌细胞的增殖，通过上调 TNF-α 蛋白而促使肺癌细胞死亡。

有研究者研究了核桃发酵多肽的抗氧化效果及抗肿瘤活性，发现核桃粕发酵产生的小分子活性多肽，有明显的抗氧化及抗肿瘤活性。

因此，平时可以吃点核桃，作为零食或者早餐搭配食用均可。建议肺癌患者每天 10 克左右，相当于核桃 2～3 个。

如今市面上的混合坚果备受人们欢迎，迎合了很多人对坚果多样化的需求。其实家庭自制混合坚果，是一种愉悦身心的办法。制作时，可选择坚果如核桃仁、腰果、榛子、花生、南瓜子、松子、杏仁等，果干则可以选择蔓越莓干、葡萄干、蓝莓干等。将各种坚果洗净晾干，烤熟烤香，每次制作时可选择 5～6 种坚果或果干进行混合，将每份混合坚果的量控制在 10 克左右，装入小袋中，每次食用时取一小袋即可。

花生：长生果

花生，俗名"长生果"，是老百姓喜爱的传统食品。其蛋白质含量高达 30%，营养价值可与鸡蛋、牛奶、瘦肉媲美，且易于被人体吸收。

花生仁中含有丰富的脂肪、卵磷脂、维生素 A、维生素 E

以及钙、磷、铁等，经常食用可起到滋补益寿之效。

研究发现，花生具有一定的药用价值和保健功能。花生中含有一种多酚类物质——白藜芦醇，它是肿瘤的天然化学预防剂。

民谚道："常吃花生能养生。"用花生煮粥，或者与红枣一起煎汤食用均可，为补血良方。对于肺癌接受放化疗见血常规偏低者，不妨常食。

对于肺癌患者营养性浮肿、胸水者，可用花生仁 200 克，赤豆 120 克，鲫鱼 1 条，同炖烂，加酒少许，分次食之，可利尿退肿。

中医学认为，花生可润肺化痰，用于肺癌见肺燥咳嗽等症。对于此类患者，我们往往建议用花生文火煎汤，调服，对缓解干咳有一定的帮助。

花生虽然营养价值高，但痛风、胆囊切除、胃溃疡、慢性胃炎、慢性肠炎、糖尿病、高脂血症等患者，以及消化不良者要尽量少食。

在食用花生时，尽量少吃油炸花生，并注意食用安全。花生是最容易被黄曲霉毒素污染的食物，而后者是公认的迄今为止发现的最强致癌物。且黄曲霉毒素耐热，即使加热到 200℃也不能被破坏，而且不溶于水。因此，禁食可疑的霉变花生。

杏仁："无癌之国"的必备食物

斐济人爱吃杏仁，每天三餐必有杏干或杏仁伴食，被誉为"无癌之国"。

杏仁分苦杏仁和甜杏仁，苦杏仁能止咳平喘、润肠通便，可治疗肺痛、咳嗽等；而甜杏仁和日常吃的干果大杏仁偏于滋润，有润肺作用。

人们常将杏仁称为"抗癌之果"，杏仁含有丰富的胡萝卜素，因此可以抗氧化，防止自由基侵袭细胞，具有预防肿瘤的作用。苦杏仁中含有一种生物活性物质——苦杏仁苷，其进入血液，可以专杀癌细胞，却对健康细胞没有作用，因此可以改善晚期癌症患者的症状，延长生存期。

如肺癌患者出现肺虚咳嗽，可用甜杏仁、核桃肉各 12 克，加水煎服。

但杏仁不可过多食用，因其含有少量氰化物，而苦杏仁苷的代谢产物会导致组织细胞窒息，严重者会抑制神经中枢，导致呼吸麻痹。

白果：敛肺止咳食疗佳

中医学认为，白果归肺、心、肾经，具有止咳化痰、补肺、利尿等功效，临床主要用于痰嗽、哮喘、遗精、白带、尿频、白浊等症。

有研究表明，白果外种皮多糖能抑制 HL-60 细胞增殖和促进细胞增殖的基因 C-myc 的表达，并且可以诱导 HL-60 细胞凋亡，以及细胞凋亡抑制基因 Bcl-2 的表达。

白果所含的银杏内酯对中枢神经系统具有保护作用，可抗衰老、抗过敏、抗菌抗炎、抗肿瘤、抗器官移植中的排斥作用，对肝、肾损伤也有一定疗效。

常见的食用方法，如白果蜂蜜汤，适用于肺癌患者喘咳不适者，白果仁 8～10 克，先用水煮熟，再加上适量的蜂蜜，每晚睡前饮服。

也可将白果与老鸭同煲汤，有一定的滋阴润肺、敛肺止咳作用。

白果中含有白果酸、白果酚、白果醇等，如生食过多，容易引起中毒现象。古人云："稍食则可，再食令人气壅，多食令人颅胀昏闷，昔有服此多而胀闷欲死者。"

因此，白果宜熟食，且每次食用量不宜过多。

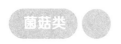

菌菇类是近几十年来最被看好的健康食品。日常食用的菌菇类包括灵芝、香菇、蘑菇、平菇、银耳、草菇和猴头菇等，营养价值高，含丰富的蛋白质、各种维生素和矿物质。

几乎所有的菌菇类都具有提高免疫力的功效。各类食用菌中含有丰富的酶及多糖等活性物质，参与人体多种代谢反应，并可提高巨噬细胞的吞噬能力及淋巴细胞、抗体、补体的水平，诱发干扰素的产生，发挥防癌抗癌的作用。

美国的一项癌症研究发现，香菇、草菇、冬菇和蘑菇等食用菌中提取的多糖物质，如香菇多糖、蘑菇多糖，对小鼠皮下移植性肉瘤有很强的抑制作用，而且可通过增强动物的免疫机能来抑制肿瘤的发生。

真菌多糖主要存在于真菌子实体、菌丝体和发酵液中，研究表明真菌多糖具有抗肿瘤、免疫增强、抗病毒等多种生物活性，尤其在抗肿瘤方面，真菌多糖可通过直接或间接途径来抑制肿瘤细胞增殖并诱导其发生凋亡。

银耳中的多糖类物质能增强人体的免疫力，调动淋巴细胞，增强白细胞的吞噬能力，常食银耳可抑制癌细胞的生长。

中医学认为，银耳具有润肺补肺、益胃生津、益气养阴、提神益智、滋养肌肤等功效，对于肺癌见肺虚体弱、干咳气短者，食用银耳大有裨益。如银耳雪梨羹：银耳 10 克，雪梨 30 克，加冰糖煮烂常服，可生津益气，适用于肺癌放疗的患者。

新加坡研究人员发现，常吃香菇和金针菇可防治癌症，金针菇和香菇中含有的某些物质，可以提高人体免疫力，有助于预防和治疗癌症。香菇中的菌多糖，能增强对抗原刺激的免疫反应，使受抑制的辅助性 T 淋巴细胞的功能得以恢复，有较好的抗肿瘤作用，是公认的天然免疫增强剂。

研究表明，蘑菇中分离出的非特异性的植物细胞凝集素与机体免疫功能密切相关。蘑菇提取物具有一定的抗癌功能，并能使人体免疫系统有效抵御癌细胞侵袭。对于肺癌咳嗽痰多的患者，可用蘑菇 50 克，加炙百部 10 克，煎汤常食，本品具有止咳化痰的作用。

灵芝，素有"仙草"之誉。灵芝是最佳的免疫功能调节剂和激活剂，它可显著提高机体的免疫功能，增强患者自身的防癌、抗癌能力。

灵芝多糖是良好的生物反应调节剂，可提高机体自身防御机制。灵芝多糖可参与抗肿瘤的免疫应答，促进 T 淋巴细胞的增殖分化，增强巨噬细胞的活力，提高免疫活性细胞的杀伤力；还能促进蛋白合成，以抑制病灶发展、恶化；提高患者生活质量，延长生存时间，是一种有效的化疗增效减毒剂。

日本学者认为：灵芝用于癌症手术愈后，促使其康复及抑制癌细胞，效果极佳。此外，灵芝尚可阻止癌细胞转移，并起到止痛、延长寿命等重要作用。

鱼类及海产品

鱼类含油脂量低、蛋白质丰富，且消化率高达 98%，是健康的食品。

深海鱼类如沙丁鱼、三文鱼、鲭鱼等，富含 ω-3 系列多不饱和脂肪酸，如二十碳五烯酸（EPA）和二十二碳六烯酸（DHA），目前研究发现 EPA 可促进大脑发育，预防大脑衰退，降低胆固醇，防治动脉硬化。

鱼肉中含有丰富的矿物质，如铁、磷、钙等；鱼的肝脏中则含有大量维生素 A 和维生素 D。另外，鱼肉肌纤维很短，水分含量较高，因此肉质细嫩，比畜禽的肉更易吸收。可以说，与营养价值很高但不易吸收的食物相比，鱼肉对人们的健康更为有利。

鳝鱼属于典型的高蛋白、低脂肪的补益食品，是比较理想的调补物。鳝鱼中可分离出"鳝鱼素 A"和"鳝鱼素 B"两种物质，有较强的生物活性，故颇受肺癌患者或家属青睐。

民间有鳝鱼骨补白细胞一说，故不少人听信后，熬鳝鱼骨以升白细胞。对于此，我们观察发现，确实有一定效果。可以下列方法为主：黄鳝骨 150 克，猪瘦肉 50～100 克，红枣 6～8 颗，生姜 3 片，水适量，武火煮沸后，改为文火煲约 1 小时，加入适量调料和食盐，即可。

海参，是中国人熟悉的海味珍品。海参中的海参皂苷对某些癌细胞有一定的抑制作用。另外海参中含有一种叫黏多糖的物质，经试验能抑制癌细胞的生长和转移，故海参也是抗癌的海上珍品，可用于肝癌、肺癌、胃癌、鼻咽癌、骨癌、卵巢癌、乳腺癌、脑癌及手术后患者的治疗。

现在流行食用海参，但因其蛋白质含量很高，因此对于当下的因营养过剩引起的富贵病，包括肺癌，要适度控制。癌症患者，如果食用，最好一周内以不超过2头为宜。

海藻，是生长在海中的藻类，一般都是简单的低等植物，有"海洋蔬菜"之称。现已知有70多种可供人类食用，如海带、紫菜、裙带菜、鹿角菜等，其药用早在《神农本草经》中就有记载。

海藻不仅营养丰富，而且有独特的防癌作用和多种保健功能，故被人们称为"防癌保健奇蔬"。

我国研究人员发现：不少海藻及其提取物可用于动物肿瘤的治疗，如角叉菜和海带的热水提取物，对艾氏腹水癌和移植肉瘤有效；某些海藻则对病毒流感、肺癌、子宫颈癌和心血管病有一定的防治作用。

海藻虽好，但同时需要指出的是，沿海地区，如浙江、江苏、上海、福建一带，因居民食用海产品较多，加之食用碘盐，使得这些地区的人群饮食中不仅不缺乏碘，甚至有碘过量趋势。由于碘摄入过量，导致甲状腺肿大、甲状腺结节发病率明显增多，甚至诱发了甲状腺癌。

因此，目前的情况下，对东部富碘的沿海地区，或患有甲状腺肿块者，建议不宜多吃海带，包括紫菜、海蜇等海产品，甚至要食用无碘盐。

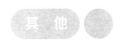

酸奶：保护肠道，促肺健康

一直以来，酸奶都被视为健康食品。酸奶热量低、营养价值高，可增强人体免疫力，保持健康的肠道菌群，缓解乳糖不耐受症，改善便秘等。

酸奶不仅风味独特，增加食欲，而且有积极的防癌抗癌作用。美国范德比尔特大学医学中心的研究者发现，食用富含膳食纤维和酸奶的饮食与患肺癌的风险降低有关。这项新发现是基于对美国、欧洲和亚洲 140 万名成年人的研究数据的分析，表明这种饮食可以预防肺癌等。根据摄入的膳食纤维和酸奶的数量，研究人员将参与者分为 5 组。分析结果显示，与不食用酸奶和对膳食纤维食用量最少的人相比，对酸奶和膳食纤维食用量最多的人患上肺癌的风险降低了 33％。这种负相关关系非常明显，在当前、过去和从不吸烟的人群，以及不同背景的男女参与者中都能表现出来。

发表在《美国医学协会杂志》上的这项研究成果认为，酸奶对预防肺癌的健康益处源自于益生菌的特性。这些特性可以独立地或协同地对肠道微生物菌群进行有益的调节。

酸奶中含有丰富的乳糖酶和酵母菌等益生菌。此类物质具有增进食欲、保护胃肠道黏膜、抑制和杀灭肠道内的腐败菌、促进肠道内乳酸菌的生长繁殖等作用。

因此，肺癌患者在化疗期间经常饮用一些酸奶，可改善胃肠道的消化和吸收功能，有效地缓解或消除各种不良反应。

建议一周 3～4 杯酸奶，较为适宜。

绿茶：茶色素诱导肿瘤细胞凋亡

茶作为药物使用，已有数千年历史。约 2000 多年前，中国西南少数民族就开始以茶为药物。《本草拾遗》云："诸药为各病之药，茶为万病之药。"说明古人很早就认识到茶的药用功效，能治疗很多疾病。经过历代医药学家和养生家的应用、发挥和完善，茶（包括药茶）已经成为我国人民防病治病与养生保健的一大特色。

茶是防癌抗癌佳品，多年来已被各国医学专家所证实。尤其是未经发酵的绿茶，抗肿瘤的效果最显著，对于肺癌、皮肤癌、子宫颈癌等都有良好的效果。

茶色素是红茶的主要成分，茶色素具有防癌、抗癌和抗心血管疾病等作用。茶色素抗癌的作用主要通过抑制致癌物诱发癌的形成，抑制癌细胞信号传输和增殖，诱导肿瘤细胞凋亡等方式实现。

有研究发现，茶叶含有的表没食子儿茶素没食子酸酯（EGCG）能促进肺癌 A549 细胞的凋亡，并抑制其肿瘤血管生长。

有研究者对 87 例中晚期癌症患者放、化疗期间服用茶色素的情况进行了研究，发现服用茶色素的治疗组微循环和血液流变各项指标，较治疗前有明显改善。

肺癌患者放疗后，常会出现放射性肺炎。试验证明，茶叶对治疗放射性损伤，保护造血功能，提高白细胞数量有一定的功效。日本科学家曾报道饮用绿茶、红茶提取物的小鼠对肺癌和肝癌均有化学预防作用。

饮茶虽好，但方法有讲究，注意饮茶方法，可以更好地发挥茶的保健作用。如不宜饭前饭后饮茶，饭前饮茶会冲淡消化液并降低食欲。饭后喝茶，会延长食物消化时间，增加胃的负担。另外，茶叶中含有大量单宁酸，如果饭后马上饮茶，食物中的蛋白质、铁质与单宁酸很容易发生凝集，会减少对蛋白质、铁质等的吸收，还容易引发缺铁性贫血。

生姜：对肺癌患者有益

生姜、葱、蒜和咖喱等是人们日常饮食中常见的调味品。其实，这些调味品不仅丰富了人们的饮食生活，而且还有很好的保健作用。

有研究者发现，生姜醇提取物具有抗肿瘤作用，可作为肺腺癌的辅助治疗药物，其机制可能与其抗氧化及清除自由基等作用有关。研究者采用 4 种氧自由基产生体系，研究生姜石油醚提取物对 4 种不同氧自由基的清除及抑制作用，表明生姜石油醚提取物对 4 种不同氧自由基有显著的抑制和清除作用，是一种高效的抗氧化剂。

生姜浑身是宝。生姜皮为生姜之外皮，利水消肿的功效较佳，民间常用生姜皮、冬瓜皮和西瓜皮等一起煎汤服用治疗水肿。

煨姜：取洗过的生姜，用纸多层包裹，水中浸透，放在火灰中煨至纸包焦黄，去纸后用。本品辛热，治疗畏寒、呕吐和腹泻的作用比生姜好。

对于肺癌体虚久咳者，可用生姜汁适量，甜杏仁 15 个，核桃肉 30 克，共捣烂后加蜜糖适量顿服。也可用生姜 10 片、白萝卜 250 克、红糖 30 克，与水共煎服。本方可散寒化痰，适用于肺癌患者咳嗽痰多者。

高良姜也是常用的中药。英国的一项研究发现，泰国菜肴中经常使用的辛辣调味料高良姜，具有防癌效果。研究小组从高良姜根茎内抽取汁液，用来治疗肺癌和乳腺癌，结果证明可显著减少癌细胞数，并控制其发展。研究人员认为，高良姜不仅可杀死癌细胞，且可以保护正常细胞不受致癌物质的影响。

咖喱：姜黄素改善肺功能

咖喱是东南亚诸多国家食谱中不可缺少的佐料。美国研究人员发现，咖喱中含有一种姜黄素的化学物质，这一成分已被明确，是有效且高效的抗癌物，它可阻断癌细胞繁殖，抑制多种癌细胞的生长，并诱导癌细胞的凋亡，对预防癌症效果显著。

姜黄素除对癌瘤有积极作用外，还有其他方面保健功效，例如降胆固醇作用。给动物以高脂饲料，可形成高胆固醇血症及动脉硬化，但若投予姜黄素，则可减少脏器脂肪沉积，抑制过氧化脂质的合成，从而防止高脂血症的发生。因此，对于肺癌合并高脂血症患者，可多食。

不仅如此，姜黄素对改善肺功能也有积极的作用。有研究发现，吸烟者摄入含姜黄素丰富的咖喱，其肺功能与不吸烟者几乎相同，表明姜黄素对改善吸烟者肺功能有益。

中国人咖喱食用不多，平时可以做咖喱饭、咖喱土豆、咖喱鸡块等，都是国人易接受的吃法。如果平时不习惯吃咖喱的患者，不必强行摄食，可以从常见的咖喱土豆、咖喱鸡块开始，慢慢接受。

同时，咖喱虽然有积极的保健作用，辛辣性食物毕竟有刺激性，摄食时还是要讲究适度，以一周1～2次为宜。肺癌患者切不可因其具有一定的抗癌作用，而不顾自己的感受，强行多食。

六
三因制宜调饮食

因人、因时、因地制宜是中医学的一项基本原则，这一原则不仅贯彻于中医学临床治疗的过程中，也体现在饮食疗法中。自然界春生、夏长、秋收、冬藏的季节特点，男女老幼生理特点上的差异，不同地区由于地势高低、气候条件的差异，导致生活习惯、饮食结构不尽相同，以致所患疾病、病变特点也不尽相同。因而，临床上，需根据患者的性别、年龄、营养状况、体质差异、季节和地域特点等，区别对待，方能取得良好效果。

饮食宜忌

中医学认为，肺属阴在内，大肠为阳在外；肺之经脉下络大肠，与大肠相表里。因此，大肠经的邪气容易进入肺经，肺经的邪气也可以表现在大肠经上，而肠道的健康又与吃进去的食物紧密相连。《灵枢·营卫生会》云："人受气于谷，谷入于胃，以传于肺，五脏六腑皆以受气。"可见饮食营养与肠道和肺的健康息息相关。

可以说，肺癌患者的饮食营养干预贯穿于整个肺癌治疗及康复过程中。

饮食适宜

1. 增强免疫力的食物　多食增强免疫力的食物，如香菇、蘑菇、金针菇、木耳等菌菇类食物，豆浆、豆腐等豆制品，冬枣、橘子、橙子、猕猴桃、沙棘、甜椒、番茄等蔬果。这些食物富含多糖化合物、蛋白质及维生素等成分，尤其是多糖类物质，可增强机体免疫力，防止患者感染，且有临床证据证明对肺癌有抑制作用。

2. 富含维生素 A、类胡萝卜素的食物　β-胡萝卜素是具有维生素 A 生物活性的物质，在体内可转变为维生素 A，而当身体缺乏维生素 A 时，发生呼吸道疾病的概率会明显增加。

因此，可适当摄入维生素 A、β-胡萝卜素或类胡萝卜素含量丰富的食物，如鸭肝、猪肝、红薯、胡萝卜、菠菜、南瓜、欧芹、生菜等。建议一周食用 2～3 次南瓜或胡萝卜，每次 50 克左右；平时可以选择一些如杏、哈密瓜、枇杷、芒果等水果。

3. 润肺化痰的食物　肺癌患者经常会出现咳嗽、气短、口干舌燥等表现，建议多食具有润肺化痰作用的食物，如百合、川贝、梨、蜂蜜、罗汉果等。这些食物可滋阴润肺、化痰止咳，有利于缓解肺部咳嗽不适。

4. 少食多餐　患者治疗期间，往往会引起消化道不适，进食减少。为保证患者营养，可少食多餐，既可防止因饱食而加重胃肠道症状，也可补充营养，增强患者对治疗的耐受性。

可以每 3 小时左右吃一餐，每天 5～6 餐。

5. 多饮水　足够的饮水量可以促进肺黏膜分泌，保证肺黏膜的湿润，有利于痰液的排出。因此，建议患者在身体状况允许的情况下，每天饮水 1500～2000 毫升。

饮食禁忌

1. 烟　肺癌发生和发展的主因　根据前文所述可知，不管是吸烟、厨房油烟、木材煤炭燃烧的烟雾以及大气雾霾等，都与肺癌的发生有明显的关系。因此，禁烟，刻不容缓！

2. 酒肉　易化火生痰，加重病情　中医学认为，脾为生痰之源，肺为贮痰之器。饮酒太过，肥甘厚腻，易损伤脾胃，水谷不能化生为精微，聚而成痰。痰湿蕴肺，气机不利，血行不畅，痰瘀交阻，久而形成肿块。

现代医学认为，过量的酒精会刺激咽喉及气管，诱发肺癌患者咳嗽；高脂肪肉类经过高温烹调，产生杂环胺类致癌物，刺激体内的炎症因子，会进一步加重咳嗽和炎症反应，加重病情。

3. 高糖类食物　促使癌细胞快速生长　糖会抑制人们体内一种关键的免疫反应——吞噬作用，研究显示，10 勺糖就可以使免疫反应减少 50%，导致自身的免疫力降低。除此之外，糖会诱发体内炎症反应，促使癌细胞生长繁殖。因此，蛋糕、奶茶、巧克力、冰淇淋，以及一些加了很多糖浆的果汁饮料，都要限制食用。偶尔食用无妨，千万别好这一口，越少越好，最好别吃。

4. 忌辛辣及刺激的食物　嗜食这类食物会增加黏膜损伤

的风险，导致气管黏膜局部充血、水肿，严重时有可能增加肺黏膜破裂出血的概率，导致咳嗽、咳血表现。因此，诸如花椒、胡椒、韭菜、桂皮、八角、小茴香、浓茶、浓咖啡等，都要限制进食。

5. 慎食容易导致过敏的食物　有些患者是过敏体质，对牛奶、芒果、花生、竹笋等不耐受，食用这些食物，有可能会出现呼吸道症状，如鼻塞、鼻痒、打喷嚏和喘息等，加重肺癌病情，不利于治疗和康复。因此，对于此类患者，要忌食易过敏食物。咳嗽、咳痰等症状明显时，忌食海产品及鱼虾等，因为这类食物常富含各种异体蛋白，容易加剧咳嗽等呼吸道症状。

因人调饮食

老年患者：肺功能降低、营养状况欠佳，饮食勿过于严苛

老年人在饮食方面，需要注意的是：顺其自然，以容易吸收为主。当然，这里强调的是一般的老年患者，而对于那些脾气很犟和"梗"的男性患者，也应尽量劝其要以易于肠胃消化吸收的食物为主。

另外，不能"饮食自倍"，年纪大的患者，不可一次吃得过饱，而是要一日多餐，但每次食用量不要贪多。这样可使食物容易被脾胃消化，气血生化正常。

再者，老年患者免疫功能下降，肺功能降低，营养状况不理想，如果在饮食上过于严苛，不仅影响患者的生活质量，而且不利于治疗。因此，对于他们来说，应做到避免烟酒、不要

暴饮暴食、少吃不利于健康的食物，如果能吃得下，就无须限制太多。对此，73 岁的徐老绝对是有经验之谈。

徐老退休之后的生活也算是过得很充实，68 岁的时候诊断出早期肺鳞癌。他女儿说，刚确诊的那段时间，一时半会接受不了患癌的事实，吃得不多，也没有胃口，一个月内瘦了 10 斤左右，后续又因为治疗及药物副作用，胃口就更浅，吃得就更少，体重仍在持续地降低。徐老的女儿很着急，根据身边一些专业人士的建议，自己开始研究肺癌的食谱，每天换着花样做给父亲吃。渐渐的徐老的胃口有了，吃得也多了，体重也在慢慢地恢复。直到现在，徐老有时候还会向女儿提点自己饮食上的小要求，只要是不违背我们的饮食原则，女儿也都尽量地满足他。她说，父亲年龄大了，能吃进去食物比不吃肯定来得好，营养多少也会被吸收，只要能吃就很开心。看了徐老女儿每天制作的食谱，不禁感叹，为了让父亲多吃几口，女儿确实费了很多心思，其中也不难发现饮食搭配上的优点。

· 饮食建议

1. 软烂饮食为主　老年人牙口不好，咀嚼能力比较差，而且胃肠道消化吸收功能下降，因此，宜将食物做得软烂一些，有利于咀嚼，如面条、馄饨、软饭、蒸蛋、肉丸、肉松、鱼丸等。

2. 因人而异，饮食有别　相对于男性而言，通常老年女性本身油腻东西吃得偏少。对于这些患者，就不要太过于限制和过多饮食禁忌了，以免出现营养供给不足。建议她们少量多餐，多吃些易吸收有营养的食物，平时可以根据自己的口味，选择和烹制一些适合自己胃口的菜肴。偶尔吃点腐乳、咸菜等增加胃口的食物，也不宜反对，只是要注意控制这些食物的量即可。

3. 增加蛋白摄入，预防肌肉量减少 有研究发现，60 岁以后人体肌肉质量每年下降 3%，70 岁时人体肌肉质量较青年时期每年约下降 40%。肺癌是一种高能量消耗的疾病，容易出现机体蛋白质不足，而且有些老年人本就吃的偏素，会进一步加重肌少症的问题，不利于疾病治疗和康复。因此，对于胃口尚好的老年患者，要保证每天能量和蛋白的供应，不要拒绝动物蛋白，只要不过量就行，多吃点白肉，少量的红肉也无妨，但切记不要食用过肥的肉。

4. 三餐合理搭配

早餐：可选择 1～2 种主食，粗细搭配（如荞麦、玉米、红薯、馒头、粥、面条等）＋1 个鸡蛋（以水煮和蒸为主）＋1 杯酸奶或者豆浆（尽量选择无糖或低糖）＋少量的果蔬（黄瓜、圣女果、香蕉等）。

午餐：可选择杂豆粗粮作为主食＋1 道荤菜（优先选鸡、鸭、鱼等白肉，慎食虾蟹）＋两种蔬菜（可选择西蓝花、香菇、木耳、山药、莲子、百合、番茄等）＋1 种大豆及豆制品（豆腐、腐竹、千张、豆皮等）。

晚餐：1 道主食（选择易消化的面条、粥、馄饨、饺子等）＋两种蔬菜（可参考午餐）＋少量的果蔬（常见应季水果都可以）。

◦ 芪合粥

食材：黄芪 10 克，百合 20 克，粳米 50 克。

做法：黄芪煎取汁液，待用。百合用水浸泡，待用。将黄芪汁与百合、粳米加水，煮粥食用。

功效：本方可益气养阴，适合于疲劳乏力、口干、体虚的患者。

◦ 薏仁莲子羹

食材：薏苡仁 50 克，莲子 20 克，红枣 10 枚。

做法：将薏苡仁研成细粉备用。将莲子、红枣洗净，放入砂锅，加水浸泡，武火煮沸，文火煨煮至熟烂，加薏苡仁粉，煨煮成羹即可。

功效：本方具有健脾利湿、强体抗癌之功效，可作为肺癌患者日常点心，常食。

◦ 百合绿豆羹

食材：百合 100 克，绿豆 50 克。

做法：百合、绿豆均用水浸泡，1～2 小时后加水适量，文火煮，冷后食用。

功效：益气养阴，适合于肺癌而见疲劳乏力、口干、体虚的患者。

女性患者：管理好情绪，借饮食来护肺

女性相较于男性，一般本来就比较注意饮食健康，患病后，往往更加谨慎，给自己增加了不少饮食禁忌。如医生说，饮食宜适当偏素，别过于油腻，有的女性患者基本就不吃肉

了，菜肴中油也很少……特别小心谨慎。而且，女性性格多较细腻和敏感，病情变化、家庭同事关系等，常使得女性患者往往伴有不少情绪问题，如失眠、情绪起伏大、焦虑、较真、沉默寡言等。不良的情绪会影响进食，加重患者营养问题。

因此，女性患者既要管好饮食，同时也要调整好情绪，以促进食欲。

饮食建议

1. 多食益于稳定情绪、抗焦虑类的食物 女性患者的情绪一般比男性患者起伏大，有些女性表现为纠结、抑郁、畏手畏脚；而有些女性则可能是好强、自我要求高，对很多事都看不惯。对此，可多吃点粗粮杂粮类，如胚芽米、糙米、玉米、荞麦、高粱米等。此类食物含有人体所必需的氨基酸及蛋白质、各种矿物质（钙、磷、铁等）及维生素等，具有调节内分泌，促进新陈代谢，平衡情绪，松弛神经等的作用。

有些水果对调节精神情绪也不错，如香蕉、甜瓜、菠萝、橙子、柑橘等。香蕉能增加大脑中使人愉悦的 5-羟色胺的含量，帮助人驱散悲观、烦躁的情绪，保持平和、快乐的心情；橙子、柑橘能增强体力，调节情绪，减轻身体疼痛的敏感性，有助于肌肉松弛。

干果类，如杏仁、核桃、松子等，含有微量元素铜、锌等，又有较多的不饱和脂肪酸，能够激活大脑的神经反射活动，补充大脑营养，缓解紧张。

2. 多食安神助眠的食物 女性患者由于情绪不良或者治疗因素，往往出现失眠等问题。色氨酸在人体内代谢后会生成 5-羟色胺，它能够抑制中枢神经兴奋，产生一定的困倦感。

因此，可多食一些富含色氨酸的食物，如大豆、豆腐、黑豆、紫菜、黑芝麻、葵花子、南瓜子仁等。

维生素 B_1 可改善精神状况，维持神经组织、肌肉、心脏活动的正常，平时可多食糙米、大豆、花生、鸡肝、豆类和干果等。维生素 B_6 缺乏时，也会引起神经衰弱、忧郁和失眠，可适当食用动物肝脏、鱼、蛋、豆类及花生等。

3. 别吃得太素，适量选择肉类　肉类是人体优质蛋白质的主要来源，适当吃点肉，可摄入充足的蛋白质、矿物质和维生素，特别是铁和磷以及某些 B 族维生素等，能补充身体所需的营养，增强抵抗力。肉类中的血红素铁有利于人体吸收，可以防止因治疗导致的缺铁性贫血。因此，女性患者饮食需谨慎没错，但要保证身体所需的营养，别吃得太素。建议每天动物性食物 80 克左右，鸡蛋 1 个。肉类选择上以鱼肉和禽肉为首选，尽量少食加工过的肉制品，如香肠、火腿、咸肉等。

食疗推荐方

营养早餐

食材：龙眼肉 6 枚，荷包蛋 1 个，杂粮馒头 1 个，适量水果。

做法：晨起可用龙眼肉煮荷包蛋，作为早餐，伴以杂粮馒头和适量水果。

功效：本品既是一顿美味营养可口的早餐，又可调节情绪，此系经验方，可作为患者早餐，常食。临床上常推荐患者食用，方便而保健，较受欢迎。

参合乌鸡汤

食材：乌鸡 1 只，太子参 20 克，百合 10 克，葱段、姜片、料酒、精盐各适量。

做法：乌鸡洗净，太子参洗净切段，百合掰成瓣状洗净。将太子参、百合、葱段和姜片放入乌鸡腹内，乌鸡放入砂锅内，加清水，烹入少许料酒，武火烧开后，转文火炖1小时左右，待乌鸡熟后，放入精盐调味即可食用。

功效：乌鸡是女性补虚劳、养身体的上好佳品；太子参健脾益气；百合滋阴润肺、养心安神。本方可补气健脾、养心安神、强身健体，尤其适合于体虚、睡眠差、胃口不好、气血不足、营养状况欠佳的患者，可作为菜肴常食。

山楂麦芽茶

食材：山楂、生麦芽、莱菔子各10克。

做法：山楂、莱菔子洗净，山楂切片，与麦芽同置杯中，倒入开水，加盖泡30分钟，代茶饮用。

功效：本方有消食健胃、理气化痰的功效，适合患者化疗期间胃弱纳差、食欲不振、食后腹胀、痰多者。

男性患者：戒烟，别放任吃喝

前文已述，男性患肺癌与烟酒有很大的关系，因此，患癌后，饮食上的第一要务，就是戒烟戒酒，别存在侥幸心理！

女性患者往往比较注重合理饮食，饮食上放任自流的很少。而男性因为患病前很多就是常年酒肉应酬、高脂肪饮食，经年形成的习惯，患病后往往欠科学合理的饮食。而且有的男性患者脾气较"犟"，因此，家属要照顾好其情绪、调理好其饮食。

强调适当偏素，但不主张偏食，更不提倡过量与废食，须适度控制动物性食物的摄入总量。对一味追求山珍海味、鸡鸭鱼肉，或因此而过分饮食清淡的做法，都不提倡。

● 饮食建议

1. 戒烟戒酒　当酒精中的乙醛代谢产物与香烟中的焦油共同进入体内后，经过一系列的代谢，很容易将 N - 亚硝基化合物（一种被公认的致癌物）激活，一旦在体内被激活并且蓄积，就会在很大程度上诱发肺癌和加快肺癌的病程。

而且戒烟戒酒要趁早，这样可以促进机体自身的修复，降低烟酒带来的损害。

2. 管住嘴，别松懈

东北有位姓蔡的肺癌患者，调理康复得一直不错，以前喜欢吃的狗肉火锅，也一直没吃。可就在 2013 年的冬天，蔡老伯觉得自己恢复得不错，胃口也很好，就和老伴提出想吃点狗肉，解解馋。一开始老伴不同意，后来老伴想想，他身体康复得也可以，就答应了。蔡老伯吃后觉得身体也没什么不适，接连又吃了几次，3 个月不到就骨转移了。

这就是没管住嘴惹的祸！

3. 少食高油脂的食物，增加蔬果的摄入　2020 年发表于《细胞》杂志中的一项动物研究指出：摄入高脂饮食引起的肥胖，会使小鼠体中的癌细胞增长，使免疫细胞得不到充分的营养，削弱了免疫细胞的抗癌能力，加快癌症的进程。

因此，减少红肉、增加全谷类、蔬果的摄入，如西蓝花、菠菜、香菇、山药、红薯、荞麦、番茄、荸荠、香蕉、苹果、无花果、柑橘等。

润燥养肺丸

食材：大枣（去核）、芝麻各 50 克，蜂蜜适量。

做法：将大枣和芝麻一起研成粉状，加蜂蜜制成丸，每天服用 3 次，每次 6～9 克。

功效：大枣润肺燥、补精血；肺与大肠相表里，便秘会影响肺的功能，芝麻可润肠通便，宣通肺气。本方适宜于血虚便秘、肺燥的患者。

萝卜丝拌海蜇

食材：海蜇皮 50 克，白萝卜 100 克，酱油、盐、味精和麻油各适量。

做法：将泡发好的海蜇皮切成丝，用开水稍烫，捞出放进凉水中，萝卜洗净切成丝，用盐稍腌一下出水，与海蜇丝一起放盘中，加入酱油、盐、味精和麻油等调味料拌匀即可。

功效：男性常常喜食酒肉，过食常助湿生痰。本品可清热软坚化痰、通腑气，可用于肺癌见咳嗽、痰多以及腹胀、消化不良者。这一款凉拌菜去痰通腑气，尤其适合于男性患者，同时还有降压降脂的作用，不妨常食。

萝卜荞面饺子

食材：荞麦 300 克，白萝卜 200 克；葱、虾皮、油盐调料等各适量。

做法：荞面和面的比例是 3：1，和成光滑面团；白萝卜洗净，刨成细丝，开水烫一下，剁碎，放入适量葱花、虾皮及油盐调料等；面团擀皮，取一个面皮，放入适量的馅料，包起来，放入蒸屉上，武火蒸 15 分钟，即可蘸着作料吃。

功效：化痰护肺。适合于肺癌患者。荞麦面中含有丰富的赖氨酸等成分，铁、锰、锌等微量元素含量也丰富，而且含有丰富的膳食纤维，具有很好的营养保健作用。同时还含有烟酸和芦丁（芸香苷），芦丁有降低人体血脂和胆固醇、软化血管、呵护肺功能、预防脑血管出血等作用。白萝卜化痰理气，助消化。用荞面做蒸饺，对于北方的肺癌患者最好不过。

肺小结节患者：别太焦虑，保持健康饮食

肺部小结节是指影像检查显示肺内直径小于 1 厘米的结节病灶。随着低剂量螺旋 CT 的推广，肺部小结节的检出率越来越高。

最新的研究表明，20％～50％的健康人群都有肺部结节的问题。很多人被查出肺部小结节后，整日焦虑，担心是不是肺癌。其实肺部小结节并不等于早期肺癌，有多种可能的诊断，良性的包括炎性假瘤、错构瘤、结核球、真菌感染、硬化性肺细胞瘤等；稍稍麻烦的则可能是原发性肺癌。即使是原发性肺癌，世界卫生组织等官方的新定论，也强调要把它剔出原来所认定的肺癌范畴，而是主张以"腺体前驱病变"加以命名。改换命名的真实含义是，避免人们因"癌"而引起的惶恐不安，应以对待肠道"息肉"样的"腺体前驱病变"心态，从容地加以应对，而不是慌不择路地匆忙采取创伤性应对措施。

换句话说，发现肺部结节，并不就是传统意义上的癌。现只认为类似息肉类的"腺体前驱病变"，属惰性病变范畴。近期，何裕民教授受邀专门撰写论文阐述此事，可参考之[①]。故

---

① 何裕民，邹晓东. 肿瘤惰性病变与医疗干预 [J]. 医学与哲学，2021，42（8）：9-13，57.

发现肺内结节，或许被诊断为磨玻璃结节等，甚至有原位肺腺癌可能，如果你原先不抽烟，先别过度恐慌，可定期随访，同时，保持心情愉悦，健康的饮食和生活习惯，从容应对。

饮食建议

饮食上，可多食具有消肿散结作用的食物，如芋头、海带、海藻、蒲公英等。

中医学认为，结节是有形之邪，由于气机不利，血行不畅，痰浊、气滞、瘀血壅结等所形成。因此，可适当添加一些理气化痰的食物，如柴胡、香附、郁金、玫瑰花、合欢花、陈皮等，以调畅气机；也可增加一些活血化瘀的食物，如红花、川芎、胡桃仁、油菜、慈姑、茄子、山楂等。

有些肺部结节是肺部炎症表现，因此，可适当增加一些抗菌消炎、提高免疫力的食物，促进炎症吸收和好转。如猕猴桃、蓝莓、绿茶、香菇、蘑菇、木耳、核桃、薏苡仁、大豆及其豆制品等。

另外，肺结节患者需戒烟。香烟中的有害物质会通过呼吸道进入肺里，并附着在肺表面，促进结节的生长和肺癌的发生。

食疗推荐方

猫爪草煲猪肺

食材：猫爪草 30 克，猪肺 1 只，盐少许。

做法：将猫爪草洗净备用；用手挤洗去猪肺气管中的泡沫，放入细盐约半茶匙，搓匀，洗净，切小块。将猫爪草和猪肺加入适量清水，煮熟，加盐调味，饮汤食肉。

功效：消肿散结、养肺补肺，可用于有吸烟史的肺结节患者。

五白饮

食材：白木耳 6 克，北沙参、玉竹、百合各 10 克，冰糖适量。

做法：用水浸泡上述食材 1 小时左右，煮沸半小时，加入少许冰糖调味即可。

功效：养阴润肺、止咳化痰，可用于肺结节阴虚肺燥见干咳少痰、咽干口干者。

果蔬助肺方

食材：橙子、苹果、梨、葡萄等，绿叶蔬菜，芹菜。

做法：水果任选 1～2 种，加入适量的绿叶蔬菜，另加 1 根芹菜，绞汁后加热至温热饮用。

功效：众所周知，水果是抗癌之宝，研究表明，有十几种水果可以起到有效降低肺癌发病率之效。这些水果包括橙子、橘子、苹果、猕猴桃、草莓、葡萄、西瓜、柠檬、葡萄柚和菠萝等。蔬菜按其品种可分为叶菜类、根茎类、瓜茄类和鲜豆类等。绿叶菜类营养价值丰富，是胡萝卜素、维生素 C、维生素 B_2、叶酸、矿物质和膳食纤维的良好来源。此果蔬汤营养丰富，具有抗菌、抗氧化、抗肿瘤、降血脂、保持大便通畅等功效。因蔬果大多偏寒凉，故建议温热饮用。

慢性肺病患者：及时治疗基础病，饮食保健需跟上

慢性肺部疾病包括慢性阻塞性肺疾病、肺结核、支气管哮喘、尘肺病和已确诊的间质性肺病等，其中慢性阻塞性肺病、肺结核、支气管哮喘最常见，患者常常出现慢性咳嗽、咳痰、

气喘的表现。

研究表明，有慢性肺部疾病，如慢性支气管炎、肺结核等，没有及时地接受治疗，且不能戒烟的人群，是肺癌的高危人群。

饮食建议

慢性肺病患者，由于长期慢性咳嗽、气喘、呼吸道感染等影响，机体消耗较大，因此，平时膳食中要保证能量充足和蛋白质供给。但对牛奶、海鲜过敏的患者，少吃易引起过敏的食物，建议以植物性蛋白，如大豆及其制品、菌类为主。

久咳不愈会损伤肺气，导致正气亏虚，体质下降。因此，慢性肺病患者，宜适当增加一些补肺气、止咳化痰的食物，如黄芪、黄精、山药、杏仁、贝母、前胡等。

随着病情加重，支气管哮喘常会出现咀嚼或吞咽困难，可以适当地给予流质或半流质食物，并注意防止食物反流。

饮食宜清淡、避免刺激性食物、忌烟酒。适量的碳水化合物可调节低氧性肺血管收缩反应，但高碳水化合物饮食可提高呼吸商（指在同一时间内，在呼吸作用下所释放的二氧化碳和吸收的氧气的体积比），使呼吸系统负荷加重。另外，迅速、大量的碳水化合物摄入还可引起高血糖症、机体代谢负荷增加，导致因低磷血症发生（或加重）而出现（或加重）的呼吸肌无力。因此，哮喘患者每天碳水化合物的供能比不宜超过50%，而且应避免过快、过多进食纯碳水化合物类食物，如白米饭、馒头等。

对于老年慢性阻塞性肺病患者来说，宜选择低糖、低盐、易消化的食物。由于患者呼吸困难及气促可引起水分丢失过多，导致痰液黏稠不易咳出，应摄入充足的水分，每天至少饮水2500～3000毫升，可以促进痰液稀释，改善咳嗽、咳痰症状。

一些研究显示，慢性阻塞性肺病患者体内抗氧化剂水平降低，因此，可多摄入富含维生素 C、维生素 E、β-胡萝卜素的食物。富含维生素 C 的食物，如沙棘、刺梨、芒果、猕猴桃等；富含维生素 E 的食物，如核桃、花生等坚果；富含 β-胡萝卜素的食物，如胡萝卜、南瓜、番茄、苹果等。

◦ 食疗推荐方

白果鸡丁

食材：嫩鸡肉 150 克，白果 10 克，鸡蛋 1 个，植物油少许、调料适量。

做法：鸡肉洗净切丁，放入蛋清，加入酱油和湿淀粉适量，搅拌腌制半小时左右。将白果去壳，去除里面的绿色胚芽，反复清水浸泡。锅中热油，放入鸡丁翻炒，加入白果，炒熟沥油，加盐即可食用。

功效：敛肺、定喘，适用于老年慢性气管炎，肺心病，肺气肿等患者。

莱菔子粳米粥

食材：莱菔子 15 克，粳米 100 克。

做法：将莱菔子煎取汁液，将莱菔子汁液与粳米同煮粥食用。

功效：化痰平喘、行气消食，可用于慢性阻塞性肺气肿、咳嗽的患者。

三子养亲粥

食材：紫苏子、白芥子、莱菔子各 9 克，粳米 100 克。

做法：上三药各洗净，微炒，击碎，煮水 1000 毫升，加入粳米，文火，不宜煎熬太过，频频服之。

功效：可温肺化痰，降气消食。适合于痰多气急的肺癌患者。

合并糖尿病者：降血糖防肺部感染

有数据表明：我国糖尿病患者占全国人数的 10% 以上，其中 2 型糖尿病患者几乎占所有糖尿病患者的 90% 以上，相当于 100 名糖尿病患者中至少有 90 名是 2 型糖尿病。癌症和糖尿病都是目前高发的慢性病，肺癌合并糖尿病的患者临床也非常常见，对此，既要控制血糖等，又必须控制癌症及炎症等。

饮食建议

1. 杜绝一切高糖甜食，尽量选择血糖生成指数（GI）≤ 55 的食物　糖尿病患者控制血糖是基础，它能够很好地预防和降低肺癌术后并发症，也能够延长肺癌患者的生存期和提高生活质量。

GI 是衡量食物引起餐后血糖反应的一项指标。GI 值大于 75 的食物被认为是高糖食物，GI 小于 55 的食物被认为是低糖食物，GI 在 55～75 的食物被认为是中糖食物。GI 值水平越小则越不容易引起血糖水平的波动。

对于控制血糖的患者来说，建议选择低糖食物（GI ＜ 55）。这些食物在胃肠中停留时间长、吸收率低，葡萄糖释放缓慢，葡萄糖进入血液后的峰值低、下降速度也慢。简单地说就是，食用这些低 GI 值的食物，对控制血糖有帮助

（表1）。

表 1　部分常见低 GI 食物

主食	小麦面条、通心面、红小豆粥、黑米粥、玉米面粥、马铃薯粉条、藕粉
蔬菜类	茄子、苦瓜、黄瓜、胡萝卜、西蓝花、冬瓜、芹菜、芦笋、番茄、菠菜、生菜、百合干、山药
水果及其制品	樱桃、梨、李子、生香蕉、柚子、梨干、猕猴桃
大豆及其制品	黄豆、鹰嘴豆、黑豆、豆腐干、无糖豆浆
其他类	花生、腰果、混合坚果、莲子、生姜、薏苡仁

（数据来源：《中国食物成分表》标准版，第 6 版/第一册，北京大学医学出版社，2018。）

2. 植物性食物为主，降低感染风险　肺癌合并糖尿病患者因自身抗感染能力下降，容易受手术应激反应的影响，造成术后伤口感染、肺炎等并发症。而植物性食物含有丰富的植物化学物，如萜类化合物、有机硫化物、类黄酮等，具有抗氧化、提高免疫力、抗感染、抑制肿瘤、降低胆固醇等作用。因此，建议每天多食蔬果和豆类食物，每天蔬菜不少于 500 克，深色蔬菜不少于 1/2，并保持种类丰富多样。每天至少食用水果 200 克。建议每天食用 45 克豆干（约半小碗豆干丁），或者 2 杯豆浆（1 杯 200 毫升）。

可多食一些富含多酚类的食物，如绿茶、苹果、桃、猕猴桃等。这类食物可延缓和减少葡萄糖在人体的吸收和利用，减慢血糖的水平和胰岛素的反应，降低感染的风险。

3. 合理用餐，调整进餐顺序　饮食做到定时、定量，少食多餐，每天可保证 5 餐次，但必须少量。注意进食次序，以先吃菜、其次是主食、最后吃肉为宜。如果患者出现低血糖反应，可给予一些易消化的点心或者饼干、馒头、麦片等食物，待血糖稳定后隔1～2小时，再进餐。

食疗推荐方

早餐（7:00～8:30）

1杯豆浆（250毫升）+2片全麦面包+凉拌番茄（番茄1个）+1个白水煮鸡蛋

中餐（11:00～12:30）

杂粮豆饭（大米30克、糙米50克、大豆20克）+芹菜炒豆干（芹菜150克、豆干50克、植物油、调味料各适量）+清蒸鲈鱼（鲈鱼50克、植物油、调味料各适量）+冬瓜排骨汤（冬瓜150克、排骨70克、汤去油食用）

晚餐（18:00～19:00）

黑米粥（黑米100克）+木耳拌西蓝花（木耳5克、西蓝花1颗、植物油、调味料各适量）+黄瓜炒虾仁（虾仁50克、黄瓜1根、植物油、调味料各适量）

注意事项：食量较小的患者，可以减少每份菜的量；可以在两餐之间加餐，加餐的形式以 GI 值不高的水果或者零食为主，如苹果、牛油果、樱桃、木瓜、李子、草莓、火龙果、核桃、花生、杏仁等；建议每餐都有蔬菜，有利于平衡每餐混合膳食的血糖生成指数，避免血糖升得过快。

合并高血压者：控盐降压防肺淤血

肺癌合并高血压的患者，要积极控制血压，保持血压稳定。尤其在手术期，手术创伤以及术后疼痛等应激反应，会引起血压进一步升高，严重者可能会引起术后并发症，影响患者的治疗及康复。

● 饮食建议

1. 不食腌制食物、限制钠盐摄入　根据 2016 年版中国居民膳食宝塔推荐，成年人每天盐的摄入量不超过 6 克。流行病学统计表明，每天人均食盐量增加 2 克，收缩压就会升高 2.0 毫米汞柱，舒张压则会升高 1.2 毫米汞柱。

腌制食物的含盐量都非常高，所以不建议肺癌患者食用咸肉、咸菜、腊肉、腊肠等食物，尤其是北方地区患者爱吃的大酱、酸菜、腌白菜、腌蒜等食物。

建议肺癌合并高血压的患者，减少每天用盐量，每天用量以 3～4 克为宜。如若血压严重不稳定，还需暂时性地选择禁盐和禁高钠食物。

日常生活中也可购买低钠食盐或者无盐酱油代替使用。

2. 常添加葱、蒜、醋和咖喱等，以提振食欲　很多人会说，少吃盐，觉得菜肴味道寡淡，吃饭没胃口，怎么办？其实，可以通过多用一些调味品，改善胃口，提振食欲。如可以在菜里多放点儿葱、姜、蒜、醋和咖喱等调料进行调味，以代替多盐的膳食，不仅可增加食欲，而且对健康也有积极的作用。

如咖喱中含有姜黄素，姜黄素可抑制多种癌细胞的生长，并诱导癌细胞的凋亡，另外姜黄素还有降低血胆固醇作用。大蒜更是老幼皆知的保健抗癌佳品。醋不仅可增加菜肴的鲜、甜、香等味道，还有开胃、增进食欲、帮助消化吸收的作用。

3. 适当多食高钾、高钙的食物　矿物质钾、钙都有利于降低血压。富含钙的食物，如鸡蛋、豆制品、海带、紫菜、虾皮等。含钾高的食物在生活中也是随处可见，如糙米、燕麦、荞麦、马铃薯、南瓜、花生、沙丁鱼、酸奶、葡萄干、香蕉、哈密瓜、苹果等，这些食物都可以融入到一日三餐中，价廉物美，效果好。

食疗推荐方

海带决明茶

食材：海带 20 克，决明子 15 克。

做法：将海带和决明子加水煎煮，食海带饮汤。

功效：高血压同时伴有高脂血症者，临床颇为多见。海带可降压降脂；决明子可清肝火、降血压。本品尤其适合于肺癌伴有高血压、高血脂的患者。

芹菜拌百合

食材：芹菜 150 克，百合 50 克，甜椒 1 个、盐少许、芝麻油 5 毫升。

做法：芹菜洗净切段，百合温水浸泡半小时，甜椒洗净，切块；锅中放水烧开，将所有食材放入氽水至熟，捞出沥干水分，加入芝麻油和盐拌匀即可（盐只起到提味作用即止）。

功效：芹菜含有丰富的纤维素，可以增强血管壁的弹性，降低血压；百合可滋阴、养心安神。本品可降压、安神，适合于肺癌伴有高血压的患者。

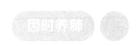

春季：防感冒，增强体质，提高肺的抗癌力

中医学认为，春天阳气升发，各种细菌、病毒生长繁殖活跃。加上花草盛开，花粉漫天，肺癌患者肺功能下降，春季尤要谨防病毒和花粉的侵袭，提高呼吸道免疫力。

· 饮食建议

1. 适当补充优质蛋白质，提高免疫力　早春时，气温偏低，要防止因受寒引起的感冒、咳嗽，避免患者病情加重。因此，建议膳食中增加富含优质蛋白质的食物，如鸡肉、动物肝脏、鱼肉、瘦肉、蛋黄、大豆、香菇等，以增强机体免疫力。

2. 土生金，健脾以养肺　中医学认为，土生金，而春季木旺易伤脾土，导致人体的消化功能受损。因此，对于肺癌患者来说，春季尤其要多食健脾养胃的食物，如栗子、玉米、芡实、全谷类等，以补肺养肺。

3. 忌黏腻食物，以防引发体内伏痰，加重病情　黏腻生冷的食物，如年糕、青团、红烧肉、汤圆、奶茶、冰淇淋等，不仅不易消化，而且会损伤脾胃，脾运失健，助湿生痰；同时易引发体内伏痰，引起咳嗽、气喘不适等表现。因此，肺癌患者春天尤其要注意保护脾胃功能。

· 食疗推荐方

· 灵芝海参粥

食材：灵芝 10 克，海参 1 条。

做法：灵芝洗净加水煮沸 30 分钟后取汁，海参洗净切片，两者一起放入砂锅中煮粥；待粥煮熟后，可根据自己口味，添加适量的盐或糖调味。

功效：现代研究认为，灵芝多糖参与抗肿瘤的免疫应答，可促进 T 淋巴细胞的增殖分化，增强巨噬细胞的活力；还能促进蛋白合成，提高患者生活质量，延长生存时间，是一种有效的化疗增效减毒剂。海参中的赖氨酸能增强机体免疫力，抑制肿瘤；刺激骨髓红细胞生长，具有生血的作用。故两者一起食用，对于改善因气血虚弱造成的免疫力低下，效果尤佳。

香菇芋头饭

食材：芋头块 150 克，香菇（干品）5 克，粳米 200 克，生抽少许。

做法：香菇切丁，芋头洗净，粳米洗净加水，将香菇丁和芋头块一起放入米中，加上生抽，煮成饭即可。

功效：研究发现，香菇中的多糖具有显著的抑制肿瘤活性和提高人体免疫功能的作用，是公认的天然免疫增强剂；芋头具有健脾补虚的作用。两者合用，对于肺癌见脾胃虚弱、体虚、乏力者，可常食。

夏季：金多火熄，养肺以祛火

湿和热是夏季的主要特征，气温升高，降雨量多，阳气外发，伏阴在内，气血运行非常旺盛。出汗多，水分、电解质、维生素等营养素丢失较多。南方的梅雨季节，气候潮湿，长时间降雨，湿度大，患者常有胸闷、心烦的感觉。

饮食建议

1. 多食清心除烦、清热生津的食物　心主血脉，肺朝百脉，两者相互配合以保证气血的正常运行。中医学认为，心为阳脏，应夏气，夏季以火热为主，热盛伤心，肺的功能也受损。因此，夏季人们往往出现心烦气躁、失眠、气喘等表现。饮食上宜多食竹叶、绿豆、西瓜、莲子、苹果、枇杷、哈密瓜、番茄、荸荠等食物。

中医学认为，苦味食物可清暑祛火，因此，可适当增加些苦味食物，如苦瓜、苦丁茶、苦荞等；同时可适当补充一些清凉解暑的饮料，如淡盐开水、淡茶水、酸梅汤、绿豆汤、荷叶茶等，以防止因夏季多汗引起的电解质流失。

2. 多食润肺、养肺的食物 中医学认为，养肺润肺可以祛心火，夏季心火偏盛，宜多食润肺养肺的食物，如百合、银耳、豆浆、芦根等。

3. 多食祛暑利湿的食物 夏季暑热盛，湿度大，人体易感到胸闷、乏力、食欲不振、身体困重等表现。建议多食茯苓、茄子、芥菜、冬瓜、薏苡仁、金银花、红小豆等食物，以清暑、祛痰湿。

4. 忌食辛辣、刺激性食物 酷暑炎热，辛辣、刺激性食物的食物摄入过多，会导致心火更旺，出现大便干结、口鼻干燥、干咳等问题，加重病情。故对于肺癌患者，夏季应忌食火锅、羊肉、狗肉、花椒、烤串等食物。

● **食疗推荐方**

◇ **竹叶雪梨汤**

食材：竹叶 15 克，雪梨 2 个。

做法：雪梨连皮切成块待用；竹叶洗净；将两者一起放入砂锅，加水适量，煮沸后用文火煎煮 30 分钟，煨煮至梨块完全酥烂即可。

功效：竹叶归心经，具有清心除烦的功效；雪梨可清热化痰、生津润燥；二者合用，具有清心热、润燥化痰的功效，适宜于心烦、咳痰、痰黄的患者。

清暑祛湿茶

食材：荷叶 10 克，鲜扁豆花 20 克。

做法：将荷叶切成细丝，与扁豆花置入锅中，加水 500 毫升，煎成浓汁，当茶饮。

功效：荷叶性辛凉，具有清暑祛湿，清热解毒的作用。扁豆花具有健脾和胃、消暑化湿的功效。二者合用，尤其适合于因夏季湿热导致的身困、泄泻、食欲不振者。

以上两款茶饮，临床较受欢迎，其中清暑祛湿茶乃患者推荐，不少患者用后，自觉身体轻松，胃口好转，而且本方还自带减肥作用，非常适合夏季常饮。

秋季：秋燥宜润肺、防忧伤肺

秋季是万物成熟收获的季节，阳气收敛，阴气始生。中医学认为，秋季躁邪当令，最容易伤肺，故秋季养生应注意收敛精气，保津养阴。

秋季气候干燥，空气湿度低，患者易出现干咳无痰或痰中带血丝、咽痒、咯痰不利等表现。因此，肺癌患者秋季饮食以养阴润燥、生津化痰为主。

中医学认为，忧伤肺。秋季是萧瑟的，人们的情绪常常和惆怅、忧伤相伴。唐代药王孙思邈在《千金要方》中指出："食能排邪而安脏腑，悦神爽志以资血气，若能用食平疴释情遣疾者，可谓良工。"指出食物在情志调节方面的积极作用。对于肺癌患者，秋季要学会调节情绪，保持乐观，防止出现抑郁表现。

饮食建议

1. 饮食调补分初末　初秋时分，"秋老虎"颇凶，气候炎热和湿盛的原因，再加上胃肠功能经过盛夏的消磨，胃肠功能较弱，所以应选用补而不峻、防燥不腻的平补之品，如鱼、瘦肉、禽蛋、奶制品、豆类以及山药、茭白、南瓜等。

仲秋时节，人体常反映出"津干液燥"的征象，如口鼻咽喉干燥、干咳、皮肤干裂、大便秘结等。根据"燥者润之"和"少辛增酸"的原则，一方面要多食滋阴润燥的食物，如芝麻、核桃、蜂蜜、梨、香蕉、橄榄、百合、银耳、鸭蛋、豆浆、乳制品等。另一方面宜进食带有酸味的食品，以酸甘化阴，如葡萄、石榴、芒果、杨桃、柚子、猕猴桃、柠檬、山楂等。

晚秋气温逐渐下降，在加强营养，增加食物热量的同时，要注意少食性味寒凉的食品，并忌生冷。可用 1～3 个核桃肉（连紫衣）与 1～3 片生姜同嚼服食，以预防秋季患者出现咳喘的表现。

2. 慎食辣，多食柔润食物　忌食辣椒、胡椒、芥末等辛辣食物，以免伤津耗气。可多食柔润之物，如芝麻、苹果、蜂蜜、莲子、银耳、南瓜子仁、鸡肉、大豆等。

3. 食物可辅助调节情绪　B 族维生素可以营养神经，调节内分泌，达到平衡情绪、松弛神经的效果。粗粮富含 B 族维生素，可促进新陈代谢，平衡情绪，松弛神经。香蕉能增加大脑中使人愉悦的 5 - 羟色胺的含量，帮助驱散悲观、烦躁的情绪，保持平和、快乐的心情。杏仁富含镁、钾等重要的神经传导物质，有利于稳定神经系统。

食疗推荐方

五汁饮

食材：梨、鲜藕、鲜芦根、鲜麦冬、荸荠各适量。

做法：鲜芦根洗净，梨去皮核，荸荠去皮，鲜藕去节，鲜麦冬切碎或剪碎，以洁净的纱布或榨汁机绞挤取汁，冷饮或温饮，每天数次。

功效：本方源自清代吴鞠通的《温病条辨》。方中梨可健胃消食；藕具有清热润肺、凉血行瘀、健脾开胃的功效；鲜芦根可清热生津、除烦；麦冬可润肺养阴、清心除烦、生津；荸荠具有清热化痰、消积利湿的作用。合而用之，起到清热、养阴、生津的作用，对于肺癌患者出现津伤、皮肤干燥、咽干口渴者尤为适宜。

百合糯米粥

食材：百合 30 克，糯米 50 克。

做法：将百合洗净；糯米淘净，加水 400 毫升，二者同煮至米烂汤稠，可根据自身口味添加少许冰糖调味。

功效：百合滋阴润燥，养心安神；糯米补益气血。本品尤其适合于秋燥所致的口干、心烦、失眠的患者。

冬季：补肺气、防咳喘、增强肺功能

人们常说"寒冬腊月""数九寒天"。冬季作为一年中最冷的季节，气温骤降，万物凋零。

如今环境污染严重，加上冬季常见雾霾天气，会直接影响肺癌患者的呼吸功能，不仅会加重病情，甚至会引起慢性支气管炎、支气管哮喘等疾病发作。

肺癌患者常见肺气虚的表现，由于抗寒能力下降，极易引发流感、肺炎、气管炎、哮喘等病症。

饮食建议

1. **饮食宜温**　摄入一些高热量且富含蛋白质的食物，如鸡肉、鸭肉、猪肚、馒头、面条、牛奶、八宝粥、黄豆等。

适当摄入一些温热性的食物，如生姜、龙眼、大枣、核桃等。这些食物既可以补充足够的营养，又有助于保护身体内的阳气。如果本属于湿热或痰湿型体质的患者，不建议食用。

对于特别怕冷的人，可以多补充些块茎和根茎类蔬菜，如胡萝卜、藕、薯类等。

2. **补肺气、提高抗癌力**　肺主一身之气，调节全身气机，血液的正常运行也有赖于肺的输布和调节。冬季气候寒冷，寒凝气滞，肺气功能失常，易造成气血阻滞，从而引发多种问题。因此，冬季肺癌患者尤其要注意补肺气、养肺，可适当食用黄芪、白术、党参、沙参、麦冬、黄精等。

3. **滋肾水、防咳喘**　肾为水脏，肺为水之上源，主通调水道，故肺与肾具有紧密的关联。《景岳全书·喘促论证》云："肺为气之主，肾为气之根。"肺主呼吸，肾主纳气。若肾气不足，则易引起咳嗽、气短、哮喘等症状，故冬季宜肺肾同养。

食疗推荐方

参杞炖乌鸡

食材：枸杞子 15 克，香菇 5 克，乌鸡 1 只，西洋参 3 克，盐少许。

做法：枸杞子洗净待用，西洋参、香菇加水浸泡 1 小时，乌鸡清除内脏洗净，放入锅内，加水煮沸后加入西洋参、枸杞子、香菇，继续炖 2～3 小时加入少许盐调味，即可食用。

功效：香菇可增强免疫力；西洋参益气养阴、滋肺补肾。本品尤其适合于肺癌见咳嗽无力、喘促气短、免疫力低下者。

芡实桃仁粥

食材：芡实 50 克，核桃仁（连皮研碎）20 克，大枣 6 枚，粳米 100 克。

做法：将上料共同加水煮粥。每天 2 次温食。

功效：芡实可益肾固精；核桃仁具有温肺补肾的功效；大枣补中益气。三者合用，可益肾固精、益气定喘，用于咳喘的肺癌患者。

因地调饮食：中国"肺癌地图"

北方：环境污染严重

我国北方的高肺癌发病率很大程度上与传统重工业污染、矿产业集中、不合理的饮食等有关系。

重工业以及矿产开发，使得这些地区空气污染严重，大量致癌物质侵蚀人们的肺部，诱发癌症。

近些年来，随着空气质量逐渐恶化，雾霾天气现象出现频率越来越高，北方尤为明显。二氧化硫、氮氧化物、可吸入颗粒物与雾气结合在一起，让天空瞬间变得灰蒙蒙的，对肺部健康影响很大。

我国北方地区的饮食往往偏于肥甘厚腻，烧烤类食物摄入较多，而烧烤类食物在加工过程中会产生较多的杂环胺类化合物，而杂环胺类化合物经过代谢活化后具有致突变性和致癌性。

北方气候干燥，尤其是冬季，肺喜润恶燥，而肺癌患者特别怕"干"，干（湿度低）了后就易诱发咳嗽，中医学称为"燥邪伤肺"，因此，肺癌患者环境因素中要着重考虑湿度因素，最好将其维持在相对湿度 50%～60%，以避免燥邪伤肺，诱发感染、咳嗽等。

● 饮食建议

对于北方的患者，宜多食滋阴润肺的食物，如银耳、百合、麦冬、罗汉果、石斛等。何裕民教授常推荐北方的患者可以在室内安装加湿器，以后保持呼吸道润畅，减少干咳、喘息的发生。另外，有个简单的对应措施——长期喝新鲜的芦苇根、茅草根、百合等，当茶饮喝，也会有一定的帮助。

多喝水，多喝绿茶，促进体内有毒有害物质的排出。多吃蔬果，蔬果含有丰富的维生素和矿物质，对保护肺功能有一定作用。

维生素 A 可促进上皮的正常形成、发育与维持，当维生素 A 不足或缺乏时，鼻、咽、喉和其他呼吸道、胃肠和泌尿生殖系内膜角质化，削弱了防止细菌侵袭的天然屏障，而易于感染。因此，宜多食富含维生素 A 的食物，如动物肝脏，以及富含 β-胡萝卜素的食物，如枇杷、樱桃、香蕉、西瓜、甜瓜、番茄、南瓜等。

减少腌制食物的摄入。黄瓜蘸酱、大葱蘸酱、酸菜炖粉皮等都是北方地区家庭餐桌上的常备食品，这类腌制发酵食物含有较多的亚硝酸盐，常食会增加癌症复发和转移的风险。

减少酒和肉的摄入量。北方人喜好酒肉，这与东北冬天气温低，人们往往通过食肉和饮酒补充热量、抵抗严寒有关。但前文已充分证明，过食酒肉，对健康危害极大，肺癌患者尤其要谨慎。

食疗推荐方

百合梨枣汤

食材：新鲜百合 50 克，红枣 10 个，梨 1 个，冰糖适量。

做法：将红枣放入锅中，加适量水，煮至软透时放入梨块，待梨块煮至变软，放入百合，可酌量加冰糖调味。

功效：本品可滋阴润肺、止咳祛痰，作为三餐外点心既可补充能量，又可润肺化痰止咳，尤其适合于肺癌而身处气候干燥的北方地区之患者。

芦根清肺汁

食材：鲜白茅根、鲜芦根、甜瓜、马蹄各适量。

做法：将上述四味煮汁代茶饮。

功效：方中鲜白茅根、鲜芦根清热润肺、生津止渴；马蹄清热化痰。本品尤其适合于肺热燥咳或因空气污染造成的咽部瘙痒等症。

沙棘果饮

食材：鲜沙棘果 500 克，百合 100 克，白糖少许。

做法：将沙棘果及百合去杂洗净，沙棘果榨出果汁，去渣，与百合一起，放入铝锅内煮沸，文火煮 10 分钟即可，加入白糖少许，即可饮用。

功效：沙棘汁含有极丰富的维生素 C，有助于增强人体免疫功能，饮之能活血降压、降低胆固醇、缓解心绞痛发作，对心肺功能都有明显效果。常饮此汁，能减少肺部感染概率，益寿延年。

"烟草大省" 云南

云南得天独厚的地域优势，占据着全国主要的烟叶原料。云南是中国烟草大省，但同时也培养了一大批烟民。调查显示：云南烟草消费位居全国前列。所以云南省肺癌高发，不可否认，吸烟和被动吸烟是导致肺癌的最重要原因之一。

·饮食建议

防范肺癌，首要措施就是戒烟。目前我国已采取了在公开场合严格的控烟措施，这对于减少肺癌发病率，帮助患者治疗和康复，有积极的意义！

其次多食含硒丰富的食物。有研究显示，吸烟会降低人体血液中的硒元素含量，严重缺乏时会加重肺癌的发病和复发。因此，宜常食富含硒的食物，如芝麻、海参、小麦胚芽、蘑菇、大蒜、土豆、藕等。

吸烟时，烟草的燃烧会至少产生 60 种致癌物，而茶叶中的茶多酚、维生素 C 等成分能促进肺癌细胞凋亡，抑制其肿瘤血管生长。而且茶叶可提高人体代谢，有利于毒素的排出。尤其是绿茶，其所含的茶多酚能清除自由基，分解有毒物质。因此，吸烟者宜常饮茶，如绿茶、红茶、普洱等。

·食疗推荐方

海蜇羹

食材：海蜇头 10 克，黑木耳 3 克，香菇 20 克，虾仁 30 克。

做法：上好的鲜汤放入海蜇头、黑木耳、香菇、虾仁，共煮成羹食用。

功效：方中海蜇头可清热化痰；黑木耳富含碳水化合物，如甘露聚糖、木糖等，其所含的胶质可起到清胃、涤肠的作用。黑木耳含有丰富的纤维素和植物胶原，可促进胃肠蠕动，促进有毒物质被及时清除和排出。香菇和虾仁均为常用的养生佳品，富含蛋白质，可提高人体免疫力。本品对于常吸烟致肺功能能弱、抵抗力低下的患者，可常食。

罗汉果茶

食材：罗汉果半个，茶叶 5 克。

做法：将两者一起放入壶中煮沸即可，可反复饮用。

功效：本品可清热润肺、生津利咽、促进体内毒素排出，适合于常吸烟致肺热、口干舌燥的患者。

刺梨果饮

食材：刺梨果 3 个。

做法：将刺梨洗净，用沸水泡，并盖上盖子，闷七八分钟，颜色变深即可喝。

功效：研究表明，刺梨有抗衰老、抗感染和抗癌之功效。对肺疾患者保健意义突出。

大城市发病率高于农村

随着工业化进程的加快，我国空气污染问题日益严重。城市有毒颗粒物来源有汽车尾气、二手烟草烟雾、甲醛等挥发性有机物，冬季烧煤供暖所产生的废气以及工业生产、交通废气的排放等，这种颗粒物是重金属、多环芳烃等有毒物质的载体。

国家癌症中心 2018 年全国肺癌报告显示，我国城市地区，肺癌新发病例 45.73 万例（男性 30.20 万例，女性 15.53 万例），发病率为 61.04/10 万；肺癌死亡病例 36.55 万例（男性 24.93 万例，女性 11.62 万例），死亡率为 48.79/10 万。农村地区，肺癌新发病例 32.42 万例（男性 21.88 万例，女性 10.54 万例），发病率为 52.40/10 万；肺癌死亡病例 26.09 万例（男性 17.89 万例，女性 8.20 万例），死亡率为 42.17/10 万。城市地区的肺癌新发病例数和发病率以及肺癌死亡病例数和死亡率均高于农村地区。

有研究显示，改善室内炉灶通风条件能够显著降低肺癌的发病率和死亡率。基于我国人群的研究显示，PM2.5 浓度每增高 10 微克/米³，男性、女性的肺癌发病相对风险增加 5.5% 和 14.9%；我国 23.9% 的肺癌死亡可以归因于 PM2.5 污染。目前，我国已出台相关政策积极推广清洁能源的使用，并加快构建低能耗、少污染的现代化生产体系。

饮食建议

菌菇类的食物富含多糖，对于一些吸入性的粉尘或者有毒化合物，具有解毒、促进排出的作用。因此，可多食菌菇类食物，如木耳、香菇、金针菇、蘑菇等。

长期吸入大气污染物、颗粒粉尘，会对肺部造成影响。邪气从口鼻而入，侵犯于肺，因此，增强肺功能，强身健体，是抵御外邪，防止病情加重的主要措施。

食疗推荐方

沙参煲猪肺

食材：猪肺 1 付，沙参 12 克，桔梗 6 克，盐 3 克。

做法：将猪肺洗净，切块，水焯后捞出；沙参、桔梗分别用清水洗净，浸泡半小时；将桔梗、沙参片、焯好的猪肺一同放入锅中煲至猪肺熟烂，加盐调味即可。

功效：中医学自古就有以脏补脏之说，即利用动物内脏以补养、治疗人体同名内脏"虚""损"病症的方法。猪肺可以补肺养肺；沙参滋阴润肺；桔梗具有宣肺祛痰、利咽排脓的作用。本品对于肺功能较差的患者，平时可作为保健膳食常食。

百合燕麦粥

食材：干百合 10 克，燕麦 30 克。

做法：干百合提前凉水浸泡 2 小时左右，按常法煮粥，分 2 次服用。

功效：百合可润燥生津，本品尤其适合于干咳、潮热、口燥咽干的患者。

二米百合羹

食材：薏苡仁、玉米各 20 克，百合 30 克。

做法：薏苡仁洗净，新鲜玉米剥粒，百合洗净。将所有原料放入豆浆机中，加适量水，按下"米糊"启动键，30 分钟左右即可。

功效：本方可利水渗湿、宣肺止咳，可作为肺癌患者平时之主食。

七

肺癌不同治疗时期的精准营养疗法

一直以来，专家们对于患者的饮食建议往往都是广泛性、笼统地告知多吃蔬果，少吃高糖、高盐食品等，很少有针对疾病提出的具体的、个性化的饮食建议。

近几年，美国国立卫生研究院提出了"精准营养"的概念。精准营养是根据患者的病情和口味喜爱等，搭配出对病情有帮助的具有针对性的膳食方案，更有利于患者疾病的康复。

"精准营养不能只是'空中楼阁'，而是要得到切实的应用。"——陈君石院士在 2020 中国精准营养峰会上强调。

陈君石院士将人类营养以金字塔的形式向大家展示，其最底层是全人类营养，依次往上则是分层营养和个体营养，其最顶端就是"精准营养"。可见精准营养的重要性，是未来营养学的发展方向。

那么我们就针对肺癌不同的治疗时期，如手术期、放疗期、化疗期，结合何裕民教授 40 余年的临床经验，以及笔者多年的营养理论研究和临床经验，一起探究下该如何合理膳食，既增强对治疗的耐受力，又能提高治疗效果，并补充营养。

手术前

平衡膳食，合理营养

肺癌消化功能正常的患者，应增加食物的种类，均衡营养，尽可能补充身体所需的各种营养素，提高身体素质，以耐受手术治疗。

术前合并多种疾病的患者，则需要结合病情，注意调整饮食。

肺癌合并糖尿病患者，术前要严格进行血糖检测和控制，减少焦虑、紧张等不良情绪，以免影响进食，影响血糖水平。根据血糖控制情况，选择适宜的食物。

肺癌合并慢性阻塞性肺疾病的患者，常伴有咳嗽、咳痰、气短等症状，能量消耗比较大，因此，需要增加食物的摄入，可选择软烂易消化的食物，如藕粉、米粉、肉泥、馒头等；橄榄油中油酸含量高，可增强气管平滑肌的功能，具有保护肺功能、缓解咳嗽的作用。因此，可适当增加橄榄油的摄入。

肺癌合并高血压者则需术前严格控制血压水平，降低术后并发症的发生。术前需采取低盐饮食，将每天盐的摄入控制在1～4克，不吃油饼、油条、咸煎饼、腊肉、火腿、酱鸭、皮蛋、红肠、咸菜和一切盐腌食物；含钾丰富的食物可帮助降压，如黄豆、赤小豆、蘑菇、香菇、冬菇、竹笋、紫菜、银耳、香蕉等，可适当多食用。

• 一日食谱推荐

晨起：一杯 350～500 毫升的果蔬汁

果蔬方一：胡萝卜、芹菜、苹果、葡萄一起洗净放入料理机中搅拌成汁，加入少许蜂蜜即可。适宜于术前气阴两虚、咽喉疼痛、声音嘶哑的患者。

果蔬方二：金银花煮沸取汁，与雪梨、荸荠、花椰菜一起放入料理机中打碎后饮用，可根据自身口味调味。适宜于肺热咳嗽痰多、痰黄质稠的患者。

果蔬方三：芹菜、藕、苦瓜、山楂、胡萝卜一起洗净放入料理机中搅拌成汁饮用。适宜于术前高血压且便秘的肺癌患者。

早餐：果蔬方后 1 小时进食

食谱一：猪肝青菜汤（猪肝 100 克，小青菜 50 克）、杂粮馒头 1 个＋鸡蛋 1 个），尤其适宜于术前红细胞低下或贫血患者。

食谱二：番茄鸡蛋面（番茄 100 克，鸡蛋 1 个、面条 100 克）、酸奶 250 毫升，尤其适宜于食欲不振、胃口浅、便秘的患者。

食谱三：天门冬香菇粥（天门冬 20 克，香菇 3 朵、粳米 50 克）、凉拌胡萝卜丝（胡萝卜 100 克）、肉包 1 个，尤其适宜于术前干咳无痰、内热的患者。

中餐：增加富含蛋白质食物种类，补充营养，提高免疫

食谱一：杂豆饭（黄豆 30 克，黑米 50 克，大米 100 克）、海带汤（海带 20 克）＋山药炒木耳（山药 150 克，

木耳 5 克），尤其适宜于术前免疫力低下、疲劳乏力、慢性肺病的患者。

食谱二：香菇芦笋面（香菇 3 朵、芦笋 150 克、面条 150 克）＋西蓝花炒虾仁（西蓝花 100 克、虾仁 50 克、植物油、调味料各适量）、鱼丸汤（鱼丸 50 克），尤其适宜于术前阴虚咳喘的患者。

食谱三：鸡蛋豆腐饼（内酯豆腐 1 块、鸡蛋 1～2 个、面粉 100 克，豆腐碾碎，打入鸡蛋，加入面粉，添加少许葱段和盐，搅拌成糊状，锅中热油，煎熟即可）、糖醋苦瓜（苦瓜 150 克）、莲子百合肉片汤（去心莲子 20 克、百合 20 克、猪肉片 150 克），尤其适用于术前燥热咳嗽、咽干或高血压患者。

晚餐：选择易于消化的食物，避免增加肠道负担

食谱一：花卷 1 个＋薏苡仁枣羹（薏苡仁粉 30 克、大枣 10 枚、枸杞 10 粒，将大枣与枸杞洗净加水煮沸后，放入薏苡仁粉不断搅拌变至稠黏状即可），适宜于各种肺癌患者。

食谱二：黄芪粥（黄芪 20 克、粳米 100 克）＋胡萝卜拌莴笋（胡萝卜 50 克、莴笋 50 克）＋酸奶 250 毫升，尤其适宜于术前体质虚弱、容易感冒的患者。

食谱三：鲜肉饺子 150 克＋素炒三丝（冬菇 50 克、甜椒 1 个、木耳 5 克）、土豆番茄汤（番茄 100 克、土豆 80 克、植物油、调味料各适量），尤其适宜于术前水肿、高血压患者。

手术后

刚做完手术的患者，进食的时间会根据手术的性质、患者的肠蠕动恢复情况而定，需遵医嘱执行。

手术的第 1 天，可在遵循医嘱的前提下，尝试小口地喝水，不宜饮水过多；如果没有感染或者其他症状出现，可以进食少量的流食，然后逐渐递增，以米汤、清汤为主，之后可添加黑鱼汤、蔬菜汤等。

流质食物，如米汤、蛋花汤、蒸蛋羹、牛奶、菜汁、果汁、藕粉、豆浆、豆腐脑、绿豆汤等，如需高热能，多用浓缩食品，如奶粉、鸡茸汤等。

当胃肠道功能完全恢复后，以高蛋白饮食、低盐、低油饮食为主；可以选择一些细软的食物，如馒头、小米粥、鸡蛋羹、龙须面、面片汤、肉末碎菜粥、猪肝泥等。避免摄入刺激呼吸道的食物，如柠檬、醋、橘子、橙子、胡椒、尖椒、虾蟹、咖啡、奶茶等，以免引起咳嗽、呛咳等问题，造成伤口感染。

制作软饭时，食物需切碎、炖烂、煮软，不要食用油炸和辛辣刺激性食品，少食用含纤维多的蔬菜，如芹菜、韭菜、竹笋等。

提高免疫力，降低术后感染的发生，可适当吃些抗菌消炎的食物，如亚麻籽、核桃油、鸡蛋等富含 ω-3 脂肪酸的食物；多食蔬菜和水果，以增加抗氧化物的摄入，提高抗癌力。

肺癌手术，对消化功能影响不大，除了多发病灶患者以外，一般肺癌术后患者的第一天就可以正常进食。但笔者在临床上发现，即使手术对患者进食影响不大，但在饮食方面不注意，也会影响术后痊愈。

术后第 1～7 天（忌油腻、以去油、低脂类汤品或食物为主；根据患者自身情况酌情增减摄入量）	早餐	食谱一：	米汤＋小馒头＋小碗鸡蛋羹（鸡蛋 1 个为宜）
		食谱二：	藕粉＋水煮菠菜（软烂为宜）＋豆浆（低糖）
		食谱三：	胡萝卜芦根汁（去渣）＋黑米发糕＋猪肝泥
	中餐	食谱一：	藕节止血粥＋黄瓜拌木耳
		食谱二：	番茄肉片烩面（软烂为宜）＋水煮西蓝花
		食谱三：	去油低盐黑鱼汤＋豆饭（软烂为宜）
	晚餐	食谱一：	蒸饺＋玉竹豆腐汤＋低脂酸奶（250 毫升）
		食谱二：	香菇菜包＋紫菜蛋花汤
		食谱三：	肉沫碎菜粥＋小番茄（250 克）
术后 7 天后（待引流管拔出后可正常饮食，因患者病情不同而异，仅供参考）	早餐	食谱一：	蔬菜鸡蛋三明治＋黑豆豆浆（无糖或低糖）
		食谱二：	燕麦玉米粥＋凉拌白萝卜丝
		食谱三：	沙拉（番茄、西蓝花、生菜）＋蛋羹＋馒头
	中餐	食谱一：	海参焖饭（海参 1 头）＋山药莲藕汤
		食谱二：	土豆饼＋蘑菇瘦肉汤＋菠菜炒猪肝
		食谱三：	香菇青菜面＋百合炖乌鸡＋黄豆汤
	晚餐	食谱一：	米饭＋番茄炒蛋＋冬瓜汤
		食谱二：	百合银耳粥＋半个馒头＋拍黄瓜
		食谱三：	红薯饼＋萝卜丝拌腐竹＋苹果汁

食疗推荐方

玉竹豆腐汤

食材：豆腐 150 克，香菇 4 个，玉竹 20 克。

做法：将玉竹浸泡半小时，放入锅内，加水煮 10 分钟，取出汤汁；豆腐洗净，切方块；香菇泡发洗净，切丁；将玉竹汁与香菇一起放入锅中煮沸后，加入豆腐块继续炖 3 分钟即可。

功效：宣肺化痰、滋阴润肺，适宜于术后咳痰患者。

藕节止血粥

食材：莲子 20 克，藕节 30 克，海参 1 头、粳米 100 克。

做法：将莲子泡软、海参泡发切丝，粳米洗净加水浸泡；将四种食材一起放入锅中煮熟，待粥成之后可根据自身口味添加少许的盐或糖调味，即可食用。

功效：清热凉血。适宜于术后咳血的患者。

化学治疗期

推荐"轻断食"

所谓"轻断食"，是现在最流行的、学界也比较认可的一种减肥、控制体重、控制代谢之方法。讲得简单点，偶尔饿上一两顿，让肠胃休息休息，有助于控制体重和减肥。社会上常用于肥胖、糖尿病、高血压等的辅助治疗，通过代谢、消解胰岛素抵抗等起到治疗或保健作用，这叫轻断食。何裕民教授也已在临床上试用过多位患者，主要是那些属于富营养化的癌症（包括肺癌在内），结果表明，奉行此法不仅化学治疗（简称化疗）反应很轻，且自觉疗效提高，因此，值得试试。

具体做法，化疗前一天、化疗当天要尽可能少吃（特别碳水化合物）；化疗结束后，慢慢恢复饮食；可从喝粥开始，以减轻化疗副作用，加强疗效。

"轻断食"理论的依据是人体正常细胞常有自我控制能力，一旦缺乏能量补充，正常细胞会自动回缩，以行自我保护；但癌细胞则相反，它会拼命扩张，特别活跃，努力摄取营养；故此时化疗药物进入体内，杀死的大多是活跃的癌细胞，却较少伤及自行回缩的正常细胞；遂可提高疗效，明显减少副作用。虽这理论假设还有待检验，因实施方便、易行，且经多位患者的初步观察，临床反应还是不错的，值得推荐。

多食半流质及软食，防止流质饮食引起呛咳

化疗时有些患者会有呛食、呛水的情况发生，为了防止液体状食物加重呛咳，造成肺部感染，故宜选择半流质软食或水分较少的食物，如软饭、馒头、面条、馄饨、稠粥、饼干、米粉、藕粉等；且要强调低头慢慢饮水，进食，以免呛噎及打嗝等不适。

药物损伤胃肠道，忌蛮补

肺癌患者化疗期间，药物对胃肠道功能有所损伤，加上呼吸功能也受损，消化吸收功能欠佳，患者常出现胃口差，没有食欲等表现。这时很多患者家属会担心，患者进食少，可能会难以耐受化疗，而且不少患者家属认为，自己不是医生，不懂治疗，能做的非常有限，就想方设法尽自己所能，变着花样给患者做各种吃的，目的就是让患者吃好，多给患者补点营养。今天甲鱼汤、明天鸽子汤，啥食物蛋白高就吃啥，结果往往进一步加重患者腹胀、消化不良等表现，甚至出现了严重的厌食、纳呆等消化道障碍。

有位患者60多岁，长期不离烟酒，查出肺癌后，已经没法手术，在医院接受化疗。患者其实这时胃口不好，吃什么都没食欲。他爱人很急，不想吃东西怎么行，这样

撑不住的。因为中国人往往有这样的认识，生了病之后，只要还能吃东西，就有希望，不能吃东西，那就严重了。夫人一个人天天到医院送饭忙不过来，姐妹几个轮流做饭送到医院，保证患者能"补"上。患者不想辜负家人的好意，其实吃不下，就硬着头皮硬塞，没吃几天，就腹胀得厉害，状态还不如以前。

因此，化疗期间，忌蛮补，宜清补，且要循序渐进，在患者胃肠功能能耐受的情况下，慢慢增加食物。

一日食谱推荐

食谱一：适宜于术前化疗患者

早餐（化疗前4小时进食）：核桃花生豆浆250毫升（无糖或低糖）、鸡蛋黄瓜三明治、玉米半根。

晚餐（化疗2小时后，睡前3小时）：西洋参香菇肉片汤（西洋参3克，香菇3个、瘦猪肉100克）+馒头1个+香菜拌豆干+低脂酸奶250毫升。

每天化疗中至少补充水分2000～3000毫升，可选择橘子汁、橙汁、淡茶水或其他电解质饮料。

食谱二：适宜于术后化疗患者

晨起后（空腹）：果蔬汁（生姜、橙子、荸荠、梨分别洗净削皮，一同放入料理机中搅拌成汁直接饮用，也可放入微波炉中加热饮用）

早餐（化疗前3小时进食）：蒸鸡蛋糕（或包子、馒头、少油拌面、烙饼等）+水煮菠菜（菠菜150克）+山药土豆泥（山药 80 克，土豆 100 克）。

晚餐（化疗 2 小时后）：参芪大枣粥（党参 20 克，黄芪 10 克，大枣 5 颗，粳米 100 克）+凉拌黄瓜（黄瓜 150 克）+低脂酸奶 250 毫升。

放射治疗期

多食蔬果，减轻副作用

放疗期的肺癌患者常见皮肤损伤、黏膜充血、放射部位红肿等表现，多为体内炎症反应。蔬果中丰富的植物化学物，如多酚及花青素，对减轻炎症有很好的帮助；橘子、柚子、橙子等柑橘水果中的黄酮类则具有很强的抗氧化性，不仅能清除体内自由基，还有一定的抗炎作用。

蔬菜上的选择可以多种形式结合，比如生食的沙拉同时配有煮熟的蔬菜，除了多食绿叶菜以外，其他五颜六色的蔬菜，如黄色的胡萝卜、红色的番茄、黑色的木耳、紫色的茄子等，均可多食。

滋阴生津，多食润肺养肺之物

放疗常导致"内热"，导致热毒凝聚，热邪聚于肺部，会造成阴液损伤。故宜多食滋阴生津的食物，如沙参、麦冬、枸杞子、玉竹、银耳、百合、梨、甘蔗、藕、鸭肉等。

常饮新鲜芦根/茅根汁

对于肺癌患者，出现干咳少痰、口鼻干燥以及放疗后，可以给予一个简便的土方法，常饮新鲜芦根、茅根熬的汁，当茶喝，可清热生津、养阴润燥、润肺止咳化痰，效果甚好！

白茅根，可凉血止血、清热生津，清解肺热喘咳尤为良效；芦根入肺经，善清肺热，是历史上治肺热咳嗽、肺痈吐脓等的主要药物。唐代药王孙思邈的治疗咳喘浓痰的名方"千金苇茎汤"中，苇茎则是主药，而它就是芦苇的嫩茎，芦根则是芦苇的根茎，二者临床功效基本相似。

避免辛辣、坚硬、粗糙之物伤肺

饮食上避免辛辣、坚硬、粗糙的食物，以免损伤口腔黏膜。吞咽动作宜缓慢，以免呛入气管。可使用加湿器，保持室内湿度在 60％ 左右。并注意避风寒，避免感冒。

一日食谱推荐

早餐：酸奶 250 毫升、馒头 1 个、鸡蛋 1 个、麦冬银花饮（麦冬 20 克，金银花 20 克，将两种食材加水煎煮 30 分钟后，用少许冰糖调味即可饮用。此饮尤其适宜于放疗后食管炎）

加餐：蜂蜜水 50 毫升、银耳藕粉羹（银耳 25 克，藕粉 10 克，将银耳泡发撕成小块后加水炖烂，再将藕粉和冰糖加入汁中搅拌即可食用）

中餐：胡萝卜肉末面 1 碗（胡萝卜 40 克，蘑菇 10 克，肉末 30 克，面 100 克，植物油、调味料各适量）、炒丝瓜（丝瓜 100 克，植物油、调味料各适量）

加餐：果蔬汁（梨 1 个、藕 50 克、葡萄 20 克，苹果

30 克。将所有食材洗净、去皮和核后，一起放入料理机中榨汁后饮用）

晚餐：菜粥（蔬菜 50 克，粳米 100 克）、清蒸鲈鱼（鲈鱼 50 克，植物油、调味料各适量）、炒茄子（茄子 80 克，植物油、调味料各适量）、蒸南瓜（南瓜 100 克，植物油、调味料各适量）

注意事宜：每餐饭后可饮用 150～300 毫升的淡盐水或温开水冲洗食管，减轻食管炎症或水肿。

如若遇到吞咽困难或局部疼痛，选择一些常温的流质食物代替，如馄饨、蛋羹、豆腐花、芦根汁、五汁饮（梨、藕、甘蔗、麦冬、荸荠榨汁服用）等，还可适当食用一些冷食或多饮水来缓解。

靶向治疗时，饮食因人而异

近年来随着分子生物学的快速发展以及基因检测的大流行，科学家们发现肺癌中的一些致癌基因的变化可以采用一些有针对性的药物，实施精准抑制和杀死癌症细胞，这种治疗称为肺癌的靶向治疗。这些药物相对于传统的放化疗来说，副作用较低，痛苦较小，极大提高了患者的生活质量，延长生存期。

但靶向治疗还不是很成熟，患者也容易产生耐药性，是否可以采用靶向疗法，需要根据基因检测的结果以及医生的评估来决定，而且疗效也是因人而异。

靶向治疗虽然副作用较低，但也会出现腹泻、恶心、呕吐、皮疹、肝损伤、口腔黏膜炎及甲沟炎等问题，具体可参照化疗饮食治疗方法。同时在服药期间，避免过多食用西柚、石榴、葡萄、桑葚、杨桃、柑橘等食物，此类食物中的部分植物化合物可能会抑制体内酶的活性，干扰身体对靶向药的吸收利用等，影响药效。

此外，肺癌靶药治疗使用的剂量非常有讲究，何裕民教授对肺癌不同靶药剂量的掌控，可谓是炉火纯青，以至于多数患者都能持续多年而持久有效，不出现耐药，不少肺癌患者最后完全抽去靶药，康复至今！对此，可以专门请教之！

服药期间的饮食宜忌

服西药期间饮食

肺癌患者常用药物有 3 大类，第一类是肿瘤治疗相关性药物，如靶向药安罗替尼、吉非替尼、埃克替尼、贝伐单抗等；化疗药培美曲塞、紫杉醇类、吉西他滨、顺铂等；免疫药 PD1/PD-L1；第二类则为患者自身基础病药物，如降糖药二甲双胍、胰岛素等；降压药硝苯地平、维拉帕米；降血脂药氯贝丁酯、考来烯胺等；第三类则为缓解癌症相关症状的药物，如抗炎、止痛、抗血小板药阿司匹林、对乙酰氨基酚、吲哚美辛等。

对于使用肿瘤相关治疗药物的时候，我们发现，患者在接受靶向治疗的过程中，有 70%～80% 的患者都会出现不同程度的皮疹或皮肤瘙痒，所以在服用这类药物时除了要求患者避免饮用西柚汁，勿进食西柚等柑橘类水果外，蛋糕、糕点、奶茶、肉桂、辣椒、胡椒等食物也应少食，避免加重皮炎的发生；与此同时，增加 B 族维生素和含锌量高的食物，如玉米、扁豆、黄豆、蘑菇、坚果、鸡肝、猪肝等，此类食物有利于促进皮肤黏膜的修复。

近些年来笔者随诊时发现，肺癌患者在使用靶向治疗过程中，出现心血管毒性的患者不在少数，甚至呈现日益增多的趋势，尤其发生在高血压患者中。我们观察到，肺癌患者常用的安罗替尼、贝伐单抗等药物，常会导致患者出现血压无法控制的情况。所以，患者服用此类药物期间，要严格限制每天钠的摄入量在 500 毫克以内，不宜用盐和酱油进行调味，同时要限制每百克含钠量 100 毫克以上的蔬菜，如油菜薹、空心菜、茴香、芹菜等，都不宜食用，尤其是已有水肿或心血管疾病的患者。

使用顺铂的患者，则需摄入富含镁和钾的食物，如香菜、菠菜、苋菜、白菜、胡萝卜、香蕉、苹果、鳄梨、枣等。

使用紫杉醇的患者，则需额外补充维生素 D 的食物，如鸡蛋、蘑菇、芝麻等，避免出现维生素 D 缺乏症和代谢性骨病的问题。

使用培美曲塞的患者，治疗期间需额外补充富含叶酸的食物，以免叶酸缺乏造成贫血问题，如豇豆、绿豆、赤小豆、鹰嘴豆、鸡肝、鸭肝、鹅肝等。

另外，我们发现，有些患者服用降脂药会带来便秘的问题，所以适当增加促进肠道蠕动的食物，如香蕉、芝麻、木耳、猕猴桃、大白菜、小青菜、火龙果、苹果、黄瓜、冬瓜、西葫芦等。

在服用抗炎镇痛药时，注意两点，第一，多喝水，每天饮水量 1500～1800 毫升。服药前，建议饮用 100～200 毫升的温水，润喉，用 300 毫升的水大口服下，避免导致药片滞留在食管中，对食管黏膜造成损伤。第二，抗炎镇痛药大部分都有消炎杀菌的作用，长期服用会造成肠道菌群的失调，建议患者每天晨起空腹时，可服用一杯蜂蜜水或一条益生菌制剂，用于保护食管和调节肠道菌群，维护肠道内生态。

服中药期间饮食

肺喜润恶燥，辛辣食物多辛热，多食则会导致散气耗血、上火生痰，不宜多食，如辣椒、花椒、八角、酒等。

生冷食物多寒凉，对肺癌患者也是禁忌，同时也影响药效，如冰淇淋、冰西瓜、冰镇饮料等。

康复期

避免食复的发生

何为食复？食复是指疾病初愈，因饮食不慎而致疾病复生或变生他病。我们在临床中发现，因为患者饮食不合理，管不住嘴，出现问题，甚至癌症复发转移的案例比比皆是，不可不慎！

家住沿海地区的汤先生，肺癌术后接受化疗，控制得不错。出院时医生反复叮嘱，肥甘勿食，不要过补，可适当每天吃个鸡蛋、瘦肉、鱼虾之类的，也要以胃肠能吸收为准。汤先生胃口一直很好，住院期间怎么吃，听医生的，倒是没出什么问题。出院后一开始汤先生饮食上还比较注意，担心吃得不注意，引起问题。过了 2 年左右，汤先生一直状态不错，也重返了工作岗位，自认为和常人无异。朋友聚会、单位应酬也慢慢多起来。加上汤先生本就胃口好。这样饮食持续了半年左右，在例行检查时，发现肿瘤复发了。与此具有相同之处的肺癌患者刘女士，咳嗽症状得以缓解数周，总因多食一碗蟹肉饭或多吃几天虾，导致咳嗽不间断地反复。

张景岳在《景岳全书》中云："不可强食，强食则助邪……纵食则食复。"就明确指出：若病后一味纵食、强食，其必损胃气，助长邪气，旧病也会因过食而复萌。

以食治复，促进恢复

其实，中医学早有"虚不受补"之告诫。如张仲景认为在疾病愈后初期，因邪气未尽，脾胃之气未复，食疗应恰当地因人因病选择。

《重订广温热论》中则提到了具体的食疗方法："食复，温热瘥后，胃气尚虚，余邪未尽，若纳谷太骤，则运化不及，余邪假食滞而复作。其症仍发热头痛，烦闷不纳。宜枳实栀子豉汤加山楂肉、麦芽、连翘、莱菔子等凉疏之；腹痛不大便者，加生锦纹。"

临床中，对于食复的患者，我们主张"以食治复"，通过纠正不良的饮食习惯，利用药食同源的食疗方辅助食复后的治疗，同时还应坚持辨证施食的原则。

如肺癌康复期，因过多食用大补之物，如蛋白粉、人参、阿胶、狗肉、鹿茸等，导致咳嗽加剧、脓痰的患者，可服用清热润肺化痰作用的食疗方。

◆ **荸荠芦根汁**

食材：新鲜荸荠、芦根各适量。

做法：将荸荠、芦根同放入家用搅拌机中，酌加适量冷开水，搅打成浆汁即可。一天 2 次，当日服用。

如因肉食摄入过度导致患者腹胀、消化不良者，可选择麦芽萝卜粥。

◆ **麦芽莱菔粥**

食材：炒麦芽 15 克，莱菔子 30 克，粳米 100 克。

做法：将炒麦芽和莱菔子煎取药汁，将药汁和粳米一起放入锅中煮粥，可加少许冰糖调味。可每天早晚食用。如若属于寒性体质的患者，可添加 3～4 片的生姜一起煮粥。

肺癌的对症精准饮食治疗

　　临床上，肺癌患者会出现各种不适症状，如咳嗽、气喘、胸痛、发热、食欲不振、乏力等，这些身体不适严重影响了患者的生活，降低了患者的生活质量，影响了身体康复。我们根据多年的临床实践，在给予患者中药调整的同时，积极配合饮食疗法，常获佳效，有的是患者自己的饮食经验之谈，或许更能说明问题。在此推荐给大家，供参考。

咳嗽

饮食建议

　　咳嗽是肺癌患者常见的症状。寒冷的食物会损伤脾胃，导致脾胃失调，造成肠道免疫力降低；而且过冷的食物容易刺激支气管，加重咳嗽等的表现。因此，如冰棒、冰冻汽水、冰果汁、冰淇淋、生鱼片，以及刚从冰箱里拿出来的饭菜等，都应忌食。

　　花椒、红椒、胡椒、芥末等辛辣、热性食物，易助火，引发体内炎症，加重咳嗽。

　　过多食用甜食类易助湿生痰，因此，应尽量少食含糖量高的食物，如各种糕点、饼干、蜜饯等。

中医学认为，导致咳嗽的病因有多种，咳嗽虽由肺而出，实则为五脏六腑的功能失调，阴阳失衡，气血津液运行不畅所导致。正如《素问·咳论》曰："五脏六腑皆令人咳，非独肺也。"因此，须根据病因，辨证实膳。

花生冰糖汤

食材：花生 100 克，冰糖适量。

做法：花生洗净，放入锅中，加清水、冰糖，煮约半小时即成。

功效：花生可润肺止咳；冰糖滋阴润肺。两物同用共奏润肺止咳之功，可用于肺癌见口、唇、鼻、咽干燥或干咳少痰，痰黏难咯的患者。有时对于一些干咳患者，我们会推荐患者口里含点冰糖，润养作用不错，可辅助润肺止咳。

党参薏苡仁饮

食材：党参 10 克，薏苡仁 20 克，冰糖少许。

做法：党参、薏苡仁同加水煮沸，当茶饮。

功效：中医学认为，脾为生痰之源，肺为储痰之器。党参具有健脾益肺、养血生津的功效；薏苡仁可健脾祛湿，二者同用，可祛湿化痰，适合于肺癌咳嗽者。

佛手陈皮茶

食材：佛手、陈皮、绿茶各 3 克。

做法：上述食材用适量开水泡饮即可。

功效：本茶方有健脾理气、宣肺化痰的功效，适合于肺癌而伴有脘腹胀满、胸胁胀痛、呕恶食少的患者。

咳血

咳血是肺癌患者的常见症状，早期可出现痰中带血或少量咯血，随着病情的发展，可出现少数的大咯血，甚至造成休克、窒息，以至于死亡等。

对于剧烈咳嗽不止、反复咯血量较多者，避免进食，待咳血缓解后，可适当补充一些流质食物，食物温度宜温凉，不宜过热，以免扩张局部的血管，加剧咯血。

可食用一些具有止血作用的食物，如三七、白茅根、槐花、藕、藕节等，以及菠菜、大豆类、黄瓜等富含维生素 K 的食物，此类食物具有调节凝血蛋白质的合成，有利于止血；还可吃些如黑芝麻、猪血、猪肝等补血类食物。

瓜蒌茅根粥

食材：白茅根 20 克，瓜蒌 10 克，粳米 100 克，冰糖适量。

做法：将瓜蒌、白茅根洗净，加水煎煮，去渣取汁。将药液与粳米同煮成粥，再加入少许冰糖即可。

功效：白茅根可凉血止血；瓜蒌可清热化痰、止血。本方适用于肺癌见咳血、咳痰、痰黄、发热的患者。

三七蛋汤

食材：鲜藕汁 100 克，三七粉 3 克，鸡蛋 1 个，植物油、精盐、味精各适量。

做法：将藕汁放入砂锅中，加适量清水煮沸后，加入调匀的三七粉、鸡蛋液，同煮 5 分钟左右，加植物油、精盐、味精调味即可。

功效：三七可化瘀止血；藕节可收敛止血。本汤品尤其适合于肺癌咯血者。

◆ 侧柏叶茶

食材：侧柏叶（新鲜）300～500 克。

做法：洗净。沸水煮，半小时后，去侧柏叶，喝汁。

功效：侧柏叶有凉血止血，抗菌抗病毒及清热止咳之功，且有一定的扶正之效，适用于肺癌而见咳血者。

胸痛

◦ 饮食建议

肺癌患者常见胸痛、胸闷、短气、喘息等的表现。若胸痛伴有咳嗽痰多，可食用杏仁、瓜蒌、川贝母、丝瓜等，以助润肺化痰；若伴有咯血，可多食用具有凉血止血作用的食物，如甘蔗、藕、藕节等。

建议多选择一些具有活血化瘀、通络止痛、豁痰开结的食物，如当归、川芎、郁金、陈皮、白蔻仁、丝瓜、茄子等。

◦ 食疗推荐方

枳壳瓜络汤

食材：丝瓜络 10 克，枳壳 20 克。

做法：将丝瓜络和枳壳加水煎服。

功效：丝瓜络具有祛风通络的功效；枳壳可理气宽中、行滞消胀。本方可理气散结、行滞通络，适宜于胸部胀痛、腹胀、气郁的患者。

归芎粥

食材：当归 15 克，川芎 20 克，粳米 100 克。

做法：将当归、川芎加水煮沸，煎取药液；将药液与粳米同煮成粥即可。

功效：当归具有补血活血之功效，川芎可温经活血、祛瘀止痛之功效，二者同用能温经活血、化瘀止痛，尤其适合于瘀血而致的胸痛。但此方性温，阴虚内热的患者不宜食用。

气喘

肺癌气喘主要表现为呼吸急促、气短、呼吸困难等，临床上常常伴有咳嗽、咳痰、胸闷等症状。对于气喘严重的患者，要远离烟雾聚集，及花粉或灰尘较多的地方。

饮食建议

避免食用牛奶、海鲜、水产品等容易引起过敏的食物，避免刺激支气管，引起咳嗽或哮喘。

尽量选择半流质或细软、易消化的食物，并宜将各种大块的食物切小、切碎，让患者细嚼慢咽。

气喘咳嗽的患者在进食方面会有所受限，可以少量多餐，以缓解症状。

中医学认为：肺为气之主，肾为气之根。对于肺癌气喘的患者，可多食补肾纳气平喘的食物，如核桃仁、百合、五味子、鸽子肉等。

伴有咳嗽、咳痰的患者，可以在饮食中添加一些止咳化痰的食物，如梨、杏仁、川贝、枇杷、白果、罗汉果、丝瓜等。

核桃炖鸽肉

食材：核桃仁 30 克，鸽肉 100 克，盐少许。

做法：鸽子去骨拆肉，将鸽肉放入锅中加水炖 1 小时左右，再将核桃仁放入锅中，继续炖 20 分钟，煮熟后加盐调味即可。

功效：核桃仁具有补肾、温肺之功效；鸽肉可滋肾益气。本方对于肺癌气喘、气短者，可常食。

参术杏仁粥

食材：党参、白术各 15 克，杏仁 9 克，粳米 100 克，冰糖少许。

做法：将党参、白术、杏仁放入锅中，加水煎煮，滤出药液，将药液与粳米同煮成粥，加少量冰糖调味即可。

功效：党参、白术可补中益气；杏仁具有止咳平喘的作用。三者合用，可补肺气、平喘，适合于肺气虚、气喘、乏力的患者。

发热

肺癌患者发热多为两类原因引起，一是感染性发热，多由治疗后感染或免疫力低下引起，如感染性肺炎、放射性肺炎等；二是非感染性发热，大多属于癌性发热，由癌症所引起。

· 饮食建议

对于发热的患者，饮食上注意避免油腻及辛辣食物，以免加重体内炎症反应，如茴香、辣椒、生姜、花椒等。

可适当吃些清热甘凉类食物，如黄瓜、冬瓜、丝瓜、梨、荸荠、绿豆、苦根、金银花、连翘等。

多饮水，或饮用少量的淡盐水，以帮助控制发热。

食疗推荐方

银翘茶

食材：金银花、连翘各 5 克。

做法：将金银花、连翘放入杯中，加水冲泡，代茶饮，可反复冲饮。

功效：金银花、连翘可清热解毒，本茶饮对于肺癌见发热、烦渴者比较适宜，可常饮。对于一般的发热，我们有时根据患者病情，推荐此方，有的患者用后效果不错，能辅助退热。

芪归大枣饭

食材：黄芪 15 克，当归 15 克，大枣 10 克，粳米 100 克。

做法：将黄芪、当归洗净，煮沸取汁待用；将药液、大枣与粳米共煮成饭食用。

功效：黄芪补气升阳；当归补血活血；大枣补中益气。本方具有补中益气，补血养血、甘温除热的功效，适宜于气血两虚、体虚的发热患者。

胸腔积液

约一半以上的肺癌患者都会出现不同程度的胸腔积液。少量的胸腔积液或起病缓慢时，往往没有明显的症状，随着病情的进展，患者会感觉心悸、胸痛、呼吸困难、难以平躺等。

饮食建议

由于胸腔积液会导致内分泌、电解质的紊乱，造成水钠潴留，所以患者应严格控制食盐的摄入，严重时应完全采用禁钠饮食，一切富含钠的食物都应避免食用。

为了缓解症状，胸腔积液患者往往会接受穿刺抽液治疗，快速大量的抽液容易导致蛋白质的大量丢失，造成低蛋白血症。因此，在病情允许的情况下，应提高每天蛋白质摄入量，可选用一些大豆及豆制品、鸡蛋及瘦肉类食物。

平日膳食中可多食一些具有利水功效的食物，如赤小豆、冬瓜、冬瓜皮、生姜皮、茯苓皮、泽泻等。

食疗推荐方

赤豆粥

食材：茯苓皮 10 克，赤小豆 30 克，粳米 100 克。

做法：将茯苓皮煎取药液，将药液与赤小豆、粳米共煮成粥即可。

功效：茯苓皮可利水渗湿、健脾；赤小豆可利水消肿；本方对于有胸水的患者，可常食。

冬瓜皮饮

食材：冬瓜皮 30 克，冬瓜 100 克。

做法：将冬瓜皮和冬瓜放入锅内，加水煮汤饮用。

功效：冬瓜皮和冬瓜均可利水除湿，可用于肺癌有胸腔积液的患者。

食欲缺乏

由于疾病的影响和治疗的副作用，肺癌患者常会出现吃不下不想吃、容易饱腹等的情况，造成食物摄入过少，无法满足身体对营养素的需求。

可适当吃些消食化积的食物，如山楂、麦芽、鸡内金、萝卜、酸奶等；锌能够与唾液蛋白结合成味觉素，可以很好地促进食欲，改善食欲不振的情况，因此可补充一些含锌较高的食物，如牛肉、瘦猪肉、小麦胚芽、麦麸、花生、燕麦、虾等，以增进食欲。

少量多餐，尝试更换每天的食谱和烹调方式。可添加些酱油、几口咸菜或烹饪时使用醋和糖，增加食物的色香味，能够起到一定的促进食欲作用。胃口不好时，搭配点腐乳、小菜，只要不过量，也未尝不可。

选择一些膳食纤维含量丰富的食物，这类食物可加快肠道蠕动，促进排泄，有助于解决因腹胀便秘而食欲不振的问题，如玉米、小麦麸皮、大豆及豆制品、菠菜、红薯、山药、西蓝花、火龙果、猕猴桃、香蕉等。

食疗推荐方

鸡内金陈皮粥

食材：鸡内金 15 克，陈皮 5 克，粳米 100 克。

做法：将鸡内金研成粉末，与陈皮和粳米一起放入锅中，加水煮成粥即可。

功效：陈皮具有理气健脾的功效；鸡内金健胃消食。两者与粳米煮粥，尤其适合于脾胃虚弱见食欲不振、纳食不香、腹胀的患者。

鸡内金对于胃口不好、食欲不振者，效果不错。有时何裕民教授会推荐患者鸡内金和莱菔子一起用，再加点山楂，改善胃口则更为显著。

凉拌胡荽

食材：胡荽 100 克，调料适量。

做法：将胡荽洗净、切段，用芝麻油或橄榄油、酱油、食盐、醋拌匀即可。

功效：胡荽可消食开胃、增进食欲，适合于胃气不和、呕恶食少、食欲不振的患者。

恶心、呕吐

因化疗药物的影响，肺癌的转移以及肺癌晚期，有的患者会出现恶心、呕吐的现象。

饮食建议

若化疗期间出现恶心、呕吐，不宜强行进食，以免进一步伤及肠胃；宜遵循"轻断食"方法（参见前面论述）；也可在化疗前 2～3 小时停止进食，减少饮水量；每餐不宜吃太饱，以免造成肠胃不适，加重呕吐症状；每次呕吐的间歇期，可适当进食一些新鲜的水果，建议进食后不要立刻躺下，可以选择半卧位进行休息，以免加重呕吐。

如出现晨起恶心、呕吐，可以吃些偏干性、水分不多的食物，如馒头、花卷、全麦面包等；不要吃油腻的食物，如油条、油饼、糍粑等。

对于恶心、呕吐的患者，可多食一些具有理气健脾、止呕作用的食物，如生姜、陈皮、厚朴、刀豆等。

食疗推荐方

陈皮姜茶

食材：陈皮 6 克，生姜 3 片。

做法：将生姜片与陈皮放入壶中，用沸水冲泡，加盖煮 5 分钟即可。

功效：陈皮可理气健脾；生姜温胃散寒、止呕。本方对于肺癌恶心、呕吐者，可常饮。有时何裕民教授让患者直接口里嚼生姜，或喝点生姜汁，方便，而且效果也不错。

刀豆肉片

食材：刀豆 30 克，柿蒂 20 克，瘦猪肉 50 克，姜、盐、植物油等调料各适量。

做法：将柿蒂煎取汁液；瘦猪肉切成片。锅中放油，放入瘦猪肉翻炒，加入刀豆、柿蒂药液和姜丝同炒至熟，加盐调味即可。

功效：刀豆和柿蒂具有降气止呕的作用，本方适合于肺癌见呕吐的患者，不仅止呕，且可补充营养。

乏力

乏力是肿瘤患者中最常见的症状之一，经调查显示：有 1/2 的肺癌患者会出现不同程度的乏力，其中有 1/4 的患者感受到中重度乏力，严重降低了患者的生活质量。

饮食建议

建议在平日饮食的基础上，增加每天蛋白质的摄入，保持充足的能量供给，补充体力，提高免疫力。以优质蛋白质食物为主，如鸡蛋、鱼肉、鸡肉、鸭肉、大豆及坚果等。如果一餐食量较小，则可以少量多餐，将蛋白质食物分配在加餐中。

补充水分，建议每天保持 8～10 杯水，防止出汗及自身消耗导致的脱水，加重疲劳。

限制食用含糖饮料或高糖点心，如冰淇淋、奶茶、奶油蛋糕或含糖量高的乳酸菌饮料等，这些食物会消耗体内 B 族维生素，加重乏力的感觉。

少食油腻、荤腥食物，如肥肉，猪皮、鸡皮、鸭皮、猪蹄、五花肉等，过食此类食物易助长体内痰湿之气，加重身体疲倦乏力的感觉。

食疗推荐方

黄芪瘦肉粥

食材：黄芪 10 克，猪瘦肉 50 克，粳米 100 克。

做法：黄芪浸泡 30 分钟后，煮沸取汁；将黄芪汁、猪瘦肉与粳米同煮成粥食用。

功效：黄芪具有补气升阳、生津养血的功效，且可增强人体免疫力；猪瘦肉可补精、益气血。两者相配，可加强补益气血、强身健体之效，可用于气血不足而致的乏力患者。

双仁粉

食材：甜杏仁 15 克，胡桃仁 20 克，白糖适量。

做法：将甜杏仁和胡桃仁炒熟，同研成粉，加糖拌匀，分 2~3 次，开水冲服。

功效：甜杏仁和胡桃仁均可补肾平喘，适用于肺肾两虚的咳喘、乏力的患者。

白细胞低下

肺癌患者经过治疗，特别是化疗后，很多患者白细胞低下。有患者问，我刚做了第一次化疗，白细胞就下降了，要做几个疗程，很担心白细胞会下降过多，一方面免疫力下降，另一方面也担心会承受不了后面的治疗。类似这样的情况，临床很常见。

不宜吃生食，蔬菜沙拉、生鱼片、泡菜、海鲜等食物。如果外卖食物或者吃剩的食物常温放置了 2 小时后，需要彻底加热完全才能食用，避免细菌感染。

白细胞降低会影响患者身体免疫力，抗感染能力下降。中医学认为，肾藏精纳气，精能生髓，精髓可以化而为血。白细胞生于骨髓而入血，故适当补充一些滋养肝肾、益精生髓的食物，有利于升高白细胞，如黑豆、黑木耳、黑芝麻、黄芪、香菇、党参、牛肉、灵芝、黄精、猪骨髓、红景天、枸杞子、桑葚、乌骨鸡等。

食疗推荐方

黄精豆浆

食材：黄精 10 克，黑豆 25 克，黑芝麻 10 克。

做法：将黄精和黑豆浸泡 2 小时，黄精用沸水煮沸 30～60 分钟，取汁与浸泡好的黑豆、黑芝麻放入豆浆机中打成浆，即可。

功效：黄精具有补养肺阴、润肺、益肾等的功效；黑芝麻具有补肝肾、益精血的功效；黑豆具有益精明目，养血祛风的功效；三者相配，故此方具有补肾益精、养阴生血等的功效。适宜于化疗时或化疗后白细胞减少的患者。

黄芪炖乌骨鸡

食材：黄芪 10 克，乌骨鸡 1 只，盐少许、姜片少许。

做法：黄芪加水浸泡；乌骨鸡处理干净；将乌骨鸡、姜片、黄芪连同水一起放入砂锅中，炖 2 小时左右，肉熟烂，加盐调味即可。

功效：黄芪能提高免疫力，可升高白细胞；乌骨鸡补气养血，营养丰富。本膳食用于气血两虚，尤其是白细胞低下的患者。

笔者有次在福州讲课，印象特别深，当讲到用黄芪食疗调理化疗后白细胞低下时，有位男性站起来说，我深有体会，我是肺癌患者，用了黄芪之后，白细胞慢慢上来了，虽然没有升白针见效那么快，但使用黄芪后，白细胞升高比较稳定。

确实如此，黄芪是医家比较青睐的滋补中药，不像人参，使用后有些人会出现燥热偏盛、内火大等表现，黄芪使用也比较方便，泡茶、煮汤均可。

贫血

贫血是肿瘤预后的独立危险因子，欧洲癌症贫血调查组（The European Cancer Anaemia Survey，ECAS）针对 13628 例肺癌患者的贫血发病率进行研究发现，经过治疗后患者的贫血发生率高达 77％，而造成该类患者贫血的主要原因是造血不足。同时，亦有研究发现贫血与肝脏疾病、感染或炎症、肾功能不全等均相关，这些因素对肺癌患者术后 5 年的生存率也存在着潜在影响。

· 饮食建议

如若是因为药物引起的贫血，可以注射相关性药物治疗。

这类患者平时可食用一些益肾填髓、补气生血的食物，如黑芝麻、核桃仁、桑葚、枸杞子、山药、黄精、刺五加等。

如因造血营养素缺乏导致的贫血，如铁、叶酸、维生素 B_{12}，则可适当口服叶酸片；多食含铁丰富的食物，如蘑菇、木耳、紫菜、鸭血、猪肝、乌骨鸡、鸭肝等。可将这些食物与酸性食物一起食用，如橘子、橙子、山楂、草莓、猕猴桃，因为铁在酸性环境中易于被吸收，胃肠道分泌的黏蛋白及胆汁对铁有稳定和促进吸收的作用。

在补铁的同时，还要注意减少摄入抑制铁元素吸收的食物，如咖啡、浓茶、菠菜、空心菜、麦麸等，这些食物富含草酸、植酸等物质，以免影响铁元素吸收。

食疗推荐方

猪血木耳面

食材：猪血 150 克，木耳 5 克，面条 100 克，盐、味精各少许。

做法：猪血浸泡半小时，洗净，切成小块，放入水中焯一下；木耳泡发，撕成小朵。将焯好的猪血块放入锅中，加水煮沸，放入木耳煮 20 分钟左右，再加入面条和盐、味精，焖煮 2～3 分钟，即可食用。如觉得猪血腥味较重，可在焯水时，加入少许姜片去味。

功效：猪血与木耳中的铁元素含量非常丰富，且均具有补血生血的功效，适合于缺铁性贫血患者。

鸡血藤大枣汤

食材：鸡血藤 30 克，大枣 5 个。

做法：将鸡血藤、大枣同放入锅中，加水煮成汤，即可。

功效：大枣具有益气补血之功效；鸡血藤可补血活血，其所含的黄酮类化合物，可促进人体造血功能，有助于防治贫血。本方对于肺癌贫血的患者，可常饮。

地黄炖鸡

食材：生地黄 20 克，母鸡 1 只，百合 50 克，大枣 5 个，调料少许。

做法：将母鸡由背部颈骨至尾部剖开，去内脏，洗净，入沸水锅内略焯片刻，捞出待用。将生地黄切成小颗粒，与百合、大枣一起，塞入鸡腹内，加入调料，将鸡腹部向下置于瓷钵中，灌入米汤，封口后上笼武火蒸 2～3 小时，待其熟烂取出即成。

功效：本食疗方可益气养血，养阴益肾，适用于肺腺癌患者贫血、白细胞减少者。

放射性肺炎

饮食建议

放射性肺炎患者常见低热、咳嗽、胸闷等的症状，多是接受放疗而引起的肺部炎症。故饮食上宜食一些具有抗菌消炎、抗氧化作用的食物，以降低体内炎症反应。如十字花科食物的卷心菜、西蓝花、花椰菜、大白菜、萝卜等；也包括深色浆果类的，如葡萄、桑葚、蓝莓、黑加仑、山楂等；还有富含儿茶素的茶类等。

多吃可养阴润肺的食物，如沙参、麦冬、百合、贝母、雪梨等。

除此之外，少食芥末、花椒、胡椒、红椒等辛辣食物，以免损伤津液，使病情加重。

沙参麦冬煨猪肺

食材：沙参、麦冬各 20 克，猪肺 1 付，调料适量。

做法：猪肺洗净，切成小块。将沙参和麦冬装入纱布袋中，与猪肺一同放入锅内，煨至猪肺熟烂，去掉药渣，加盐调味即可食用。

功效：滋阴生津、润肺。沙参和麦冬均入肺经，可养阴润肺、益胃生津，与猪肺同食，可增强养肺功效，适合于放射性肺炎患者。

川贝炖雪梨

食材：川贝 10 克，梨 100 克。

做法：川贝研成粉；梨洗净削皮，切块；将川贝粉和梨块放入锅中，加水煮沸后，文火炖 15 分钟左右即可。

功效：川贝具有清热润肺、化痰止咳的功效；梨可清肺化痰，本方适合于放射性肺炎见痰黄且黏稠的患者。本方是临床和民间常用方，我们也常推荐患者使用，对于肺癌咳嗽以及放射性肺炎，都可常用，可以辅助治疗，有一定疗效。

放射性食管炎

放射性食管炎患者往往表现为进食疼痛、灼烧感、黏膜充血、水肿等，常见于放疗后一周或数周后，一般症状都比较轻，辅以饮食干预，多数患者都能够得到恢复。

为了缓解吞咽时的疼痛感，宜以流质、半流质或易吞咽和消化的食物为主，如蔬菜汤、水果汁、米糊、米粉、软烂的面条、馄饨、蛋羹等。建议将蔬菜、肉类切小段，煮烂、去骨后食用，不宜食用过硬、过大且容易卡喉咙的食物，如硬饼干、硬馒头、带刺的鱼、带骨头的肉，以免损伤食管。

每次放疗前可以饮用一杯250毫升酸奶或一些蜂蜜水，可以帮助保护食管黏膜。

不宜吃太热太烫的食物，以免刺激和损伤食管，加重黏膜出血和水肿等。

为了防止进食后出现食物反流现象，可以少量多餐，不宜吃得过饱，不宜食用蒜、辣、味重的食物。饭后1~2小时不要平躺。

吃饭时细嚼慢咽，以防食物卡在食管狭窄处，刺破食管黏膜，或误入气管，出现感染性肺炎。

因放射性食管炎是肺癌放疗最常见的并发症之一，直接影响着患者进食和营养状况，所以每天的食谱制定尤为重要。临床上我们也会根据患者反应程度的不同，进行个性化制定食谱方案。

◦ 一日推荐食谱

晨起：空腹一杯温凉蜂蜜水（150~200毫升）。

早餐：尽可能地增加食物营养。患者经过一晚上的休息后，出血、水肿等炎症反应得到缓解，进食能力增强，是一天内营养摄入的最佳时间。

食谱一：小米粥1碗＋馒头半块＋凉拌水煮蔬菜（软烂，以纤维素含量少的食物为宜）

食谱二：原味豆浆（常温豆浆）250毫升＋花卷1块

＋土豆泥

中餐：需要时，还可增加清热消炎的药膳方

食谱一：米粉＋去渣果蔬汁（梨、菠菜、生菜）

食谱二：肉糜粥＋低脂牛奶

加餐：

食谱一：银花绿豆茶（见以下食疗方具体操作）＋软馒头半个＋豆花

食谱二：雪梨荸荠芦根汁（见以下食疗方具体操作）＋拌面片

晚餐：饭后适当饮用 200 毫升的淡盐水，清洗食管黏膜

食谱一：酸奶 250 毫升＋鸡蛋羹＋藕粉

食谱二：香蕉山药泥＋面疙瘩汤＋梨汁

食疗推荐方

银花绿豆茶

食材：金银花、菊花各 10 克，绿豆 50 克，冰糖适量。

做法：将金银花、菊花制成茶袋，再将绿豆洗净，与茶包放入砂锅内，加足量的水熬煮，直到绿豆完全开花，即可食用，可适当加些冰糖调味。

功效：金银花、菊花、绿豆均可清热解毒，本方适用于放射性食管炎热毒偏盛见胸部疼痛、发热、呛咳者。

雪梨荸荠芦根汁

食材：雪梨 100 克，荸荠 50 克，芦根 15 克。

做法：将雪梨去皮和核；荸荠去皮，芦根洗净。将所有食

材温水浸泡 5 分钟左右，放入料理机中搅汁，即可饮用。

功效：雪梨、荸荠、芦根均性偏凉，具有清肺化痰、生津止渴的功效。三味同用，适宜于放射性食管炎见发热、疲倦、津液耗损者。

这两款食疗方，清热生津，是临床常用方，何裕民教授临床善于辨证加减，尤善用芦根，对于肺癌放疗期以及肺燥干咳者，效果不错。

焦虑

肿瘤患者属于焦虑、抑郁等情绪问题的高发人群，肺癌患者在治疗过程中，容易出现心理压力和病耻感，常出现焦虑、恐惧、抑郁及愤怒等，这会给患者带来更大的主观痛苦，降低生活质量，也加速肿瘤进展，影响肺癌的治疗与康复。

因此肺癌患者的治疗，在改善身体状况的同时，心理健康也是重要的一环。医护人员及患者家属给予患者更多的鼓励，子女的陪伴，对疾病正确的认知，积极帮助患者抵制消极情绪，缓解患者的心理压力，减轻焦虑、抑郁症状。

• 饮食建议

有研究发现，人体内的矿物质在新陈代谢中有很重要的生理作用，钙和镁是天然的神经放松剂和镇定剂，具有安定情绪的效果，均宜增加摄入。含钙丰富的食物，如牛奶、酸奶、黄豆、毛豆、豆腐、豆腐干、虾皮、海带、芹菜、油菜、芝麻、香菜、黑木耳、蘑菇等。含镁丰富的食物，如油菜、慈姑、茄子、葡萄、橘子、糙米、小米、鲜玉米、紫菜、黄豆、豌豆、沙丁鱼、蛤蜊、榛子等。

常含橄榄

橄榄营养丰富，含蛋白质、碳水化合物、脂肪、维生素 C 以及钙、磷、铁等矿物质，含钙量高，且易被人体吸收，尤适于女性食用。民间有"冬春橄榄赛人参"之誉。研究资料表明橄榄果实中还含有滨蒿内酯、东莨菪内酯、金丝桃苷和一些三萜类化合物，挥发油、黄酮类化合物。中医学认为，橄榄味甘酸，有利咽化痰、生津止渴、除烦解郁之功，肺癌兼见烦躁、忧郁易怒，情绪不稳定者，可常含食橄榄。

百合地黄汤

食材：百合 7 枚、生地黄汁 1 升。

做法：以水浸洗百合一宿，去其水；再以泉水 400 毫升，煎取 200 毫升，去滓；入地黄汁，煎取 300 毫升，分温再服。

功效：百合地黄汤由百合和生地黄组成，以泉水煎药，具有润养心肺、凉血清热之功效。本方较多用于神经、精神系统病症，尤其是情感性精神障碍和心理障碍等的治疗，包括神经症、抑郁症、焦虑症、失眠症等，有一定效果。有风寒咳嗽、中焦胃寒便溏者，慎服。

失眠

何裕民教授通过长期的临床观察发现，今天临床常见的绝大多数癌症，失眠或各种类型的睡眠障碍都是促使它们发生发展的潜在危险因素之一，尤其是男女的胃癌、胰腺癌、脑瘤，以及女性的肺癌、乳腺癌、卵巢癌、胆囊癌等，更是不可忽略的触发因素。

2012年美国癌症专家研究调查后也发现，睡眠可以影响人体激素的平衡，而激素失调会对一个人是否患上癌症产生影响。每晚睡眠时间少于 7 小时的女性，患癌概率比睡眠充足的女性要高出 47%。

而研究显示：癌症患者，长期睡眠不足常导致机体免疫机能受损而使癌细胞容易逃脱免疫细胞的杀伤，这既可诱发新的癌变，也可促进癌症复发转移。导师临床上特别强调改善患者睡眠，想尽办法令其有个好的睡眠状态，也同样是出于这一考虑。

饮食建议

多摄入一些养心安神的食物，如百合、龙眼肉、莲子等。

现在研究认为，B 族维生素能调节新陈代谢，增强神经系统的功能，有消减烦躁的作用。维生素 B_1 可改善精神状况，维持神经组织、肌肉、心脏活动的正常，含有丰富维生素 B_1 的食品，如糙米、猪肉、大豆、花生、鸡肝、豆类和干果等。维生素 B_6 缺乏时，也会引起神经衰弱、忧郁和失眠，维生素 B_6 在肝脏、肉、鱼、蛋、豆类及花生中含量较丰富。

患者也可配合一些中成药，如天王补心丹、朱砂安神丸、刺五加片、柏子养心丸等，对调节睡眠有帮助。

另外，何裕民教授还强调，要先治心，后治眠。肺癌患者对疾病、治疗的恐惧，对预后的焦虑等情绪，都会引起患者睡眠不好，甚至失眠。首要的是放松心态，对疾病有正确的认知，而积极的心态不仅有助于睡眠，也有利于患者康复。

食疗推荐方

莲子桂圆汤

食材：莲子肉 20 克，淮山药 20 克，桂圆肉 10 克。

做法：将莲子肉泡软待用，山药切成片。将莲子肉和山药加适量水炖煮，即将熟时，加入桂圆肉再稍煮，可睡前服食一小碗。

功效：淮山药、桂圆肉都是益心脾、补精血的常用食品，配莲子可用于肺癌见失眠多梦、体虚、眩晕、心悸者。

酸枣仁粉

食材：酸枣仁 20 克。

做法：将酸枣仁炒熟，研成粉末，每天睡前用小勺取 5 克，用开水或者米汤冲服。

功效：临床使用，效果甚好。

九
肺癌不同阶段的精准饮食调理

肺癌是一种恶性程度很高的肿瘤，有的患者发现时尚处于疾病早期，而有的患者发现时已处于晚期，有的出现了脑转移和骨转移等。患者处于疾病的不同阶段，对相关脏器的影响不同，此时，饮食也要根据具体情况而做相应调整，以期为疾病的康复助力！

早期肺癌未转移者

56 岁的马先生本到快退休的年龄，爱游山玩水的他都已经计划好了自己的退休生活，却在 2013 年的体检诊断中显示，左肺叶中有一个 2.0 厘米 × 1.6 厘米肿块，行手术治疗切除一叶肺，庆幸的是发现早，未转移，不需化疗，定期复查。从手术到现在已经 8 年了，现在的他神采奕奕，还经常和几个退休朋友一起去爬山，身体看起来比没患癌之前还健朗。

早期肺癌未转移的患者最好治疗方法就是手术，手术期的饮食可以参照上方提到过的有关章节。此时的患者在完成治疗后，正确的饮食，良好的心态，规律生活，大部分都能够达到五年甚至更久的生存率。故需将饮食重心放在治疗后的康复时期，以提高免疫力，预防复发。

饮食建议

膳食品种多样化，荤素搭配，以满足机体所需的各种营养素。

多食浆果类食物，如草莓、蓝莓、奇异果、无花果等，这些食物中植物化学物含量丰富，具有一定的抗氧化、抗癌等作用。多吃具有提高免疫力、有抗癌作用的食物，如薏苡仁、菱角、番茄、大蒜、洋葱、花椰菜、卷心菜、绿茶、白萝卜、柑橘、小麦胚芽等。

适当增加养阴润肺之类的食物，如百合、杏仁、梨、银耳、沙参、麦冬、山药、藕等。

少吃肉，一周不要超过 350 克。多食适宜的鱼肉及瘦肉，不食或少食动物内脏、牛羊肉、甲鱼等。少食肥腻的食物，如肥肉、油腻的汤汁、牛肉、羊肉等。不吃各种致癌食品，如盐腌、烟熏、烧烤、煎炸、霉变的食物。少用辛辣调味品，如肉桂、茴香、花椒等。

食疗推荐方

玉竹枸杞粥

食材：玉竹 30 克，枸杞子 20 克，粳米 100 克。

做法：将枸杞子、玉竹与粳米同煮粥食用。

功效：玉竹养阴润燥、生津止渴，枸杞子滋补肝肾，二者合用具有滋阴补虚之功，可作为日常保健品常食。

参归鸡肉丁

食材：党参 15 克，当归、茯苓各 20 克，木耳 5 克，鸡肉

100 克。

做法：将党参、当归、茯苓煮沸 30 分钟后，滤出药液；木耳泡发；鸡肉切成丁。锅内油热，加入鸡肉丁翻炒，倒入药液和木耳，继续炒至熟，加调味料调味即可。

功效：党参可补中益气；当归补血和血；茯苓健脾益气。本方补益气血，适宜于体弱、气血亏虚的患者，可作为日常菜肴常食。

脑转移

肺癌最常转移至脑。随着病情的发展，脑内肿瘤组织不断生长，容易出现颅内压增高，诱发颅内水肿。

饮食建议

肺癌脑转移的患者容易出现颅内压增高、脑水肿，如呕吐严重，可暂时性禁食 3～4 小时，直到症状缓解或停止后，再选择少量流质食物，先以米汤、饺子汤、面片汤等为主；然后，开始可少量多次地食用一些较干的低纤维食物，如苏打饼干、馒头、软米饭等。

盐摄入过多，会造成体内水钠潴留，诱发脑内血压的升高，严重则会导致昏迷。故脑转移患者需要严格控制每天食盐量在 4 克以下，不食腌制或含钠高的食物，如腊肉、腊肠、咸菜、腐乳、海蜇、酱油、豆瓣酱、味噌、咸鸭蛋、油菜、芹菜、皮蛋、含碱馒头等。也可购买低钠盐或无钠酱油食用。

控制饮水量，避免造成水液失衡，加重脑水肿的发生。可适当选择一些有软坚散结、利水消肿的食物，如芋头、菱角、番茄、大蒜、花椰菜、绿茶、大豆、海蜇、冬瓜皮、茯苓皮、赤小豆等。

严重的脑转移患者会出现不同程度的自主进食困难、偏瘫、视觉障碍、昏迷及全身水肿，对于已不能进食，完全瘫痪在床的患者，要遵医嘱采用肠外制剂或其他管饲营养，以防止营养不足。

食疗推荐方

魔芋粗丝

食材：魔芋、胡萝卜、牛蒡、蒜苗各适量，植物油、少许盐。

做法：魔芋和胡萝卜切成同样大小，牛蒡切细加水煮5～6分钟；蒜苗切成3～4厘米之段；锅内热油，放入魔芋、牛蒡一起炒，再加水煮10分钟，另加入胡萝卜煮5～6分钟，最后放入蒜苗再烧片刻，加盐即可食用。

功效：本方源自《现代中医肿瘤学》，魔芋有抗癌作用；牛蒡可疏风散热、解毒。本方适合于肺癌脑转移出现头痛、咳嗽的患者。

菊花决明茶

食材：白菊花10克，决明子15克。

做法：将决明子放入锅中炒至微有香气，取出待冷；决明子与白菊花一同放入杯中，沸水冲泡饮用。

功效：清肝降火、明目。决明子可清热明目、润肠通便；白菊花散风清热、清利头目，两者合用，可用于肺癌脑转移见头痛、头晕、烦躁、口干者。

骨转移

· 饮食建议

肺癌骨转移的患者，骨痛是最常见的表现。如若骨痛症状明显，可适当增加活血行气、化瘀止痛的食物，如陈皮、红花、桃仁、白芍、当归、川芎等。

中医学认为，肾主骨，骨痛患者可以食用一些补肾益精、强筋壮骨的食物，如枸杞子、杜仲、补骨脂、骨碎补、徐长卿、牛膝等。

如若出现高钙血症（因为骨损伤患者，钙容易从骨中释放到血中），则要减少含钙量高的食物（尽量少食或不食），如奶粉、奶酪、牛奶、酸奶、大豆及其豆制品、芝麻、发菜、海参、松子、木耳等。

· 食疗推荐方

· 杜仲腰花

食材：杜仲10克，猪肾200克，料酒、葱、姜、花椒、蒜、油、酱油、醋、淀粉等调料各适量。

做法：杜仲煎取浓汁，去杜仲，加淀粉、料酒、酱油等兑成芡糊。猪肾剖为2片，切成腰花，生姜去皮，切片。炒锅加油烧热，放入花椒煸香，再投入腰花、葱、姜和蒜，快速翻炒，勾入芡汁和醋，翻炒均匀即可。

功效：中医学认为，"肾主骨"，肾藏精，精生骨髓，骨髓充实，骨骼强壮。猪肾具有补肾气的作用，用于腰痛、骨软脚弱等症。杜仲入肝肾经，能补肝肾、壮筋骨。两者合用，可益精滋肾、强身健骨，尤其适合于肺癌骨转移的患者。

延胡索佛手汤

食材：延胡索 10 克，佛手 15 克。

做法：延胡索、佛手洗净，煎煮，去渣取汁饮用。

功效：延胡索可活血化瘀、行气止痛；佛手理气止痛，本品适宜于肺癌骨转移见骨痛者。

肺癌晚期

饮食建议

晚期患者恶液质的发病率很高，故营养上主要以补充高能量和适当的蛋白质为主，尽量纠正营养不良。

对于尚可进食的患者，可多食富含抗肿瘤、提高免疫力的食物，如香菇、蘑菇、洋葱、海带、紫菜、葡萄、蓝莓等；增加富含蛋白质食物的摄入，如豆浆、鸡蛋、瘦肉、鱼肉等；适当增加富含叶酸的食物，如木耳、松蘑、苔菜等，以防止贫血的发生和病情进一步恶化。

食疗推荐方

牛奶鸡蛋米糊

食材：牛奶 250 毫升，鸡蛋 1 个，粳米 100 克。

做法：将粳米和鸡蛋分别加水煮熟，再将煮熟的鸡蛋、粥、牛奶一起放入料理机中搅拌成糊状，即可喂食。

功效：补充蛋白质、改善营养状况、增强免疫。

白果乌鸡汤

食材：乌鸡 1 只，莲子 20 克，糯米 30 克，白果 10 克，盐少许。

做法：乌鸡处理清洗干净；莲子、糯米洗净泡 2 小时；将白果、莲子、糯米一起放入乌鸡肚中，放入锅中炖至乌鸡熟烂，加盐即可食用。

功效：乌鸡补肝肾、益气血，白果敛肺定喘，适宜于晚期肺癌患者体弱、气喘的患者。

如若患者出现严重厌食且恶液质的现象，建议患者口服营养补充剂，尤其是ω-3脂肪酸与蛋白质等的营养制剂，它们可有效改善患者食欲，增加营养，提高免疫力。

另外，对于进食困难，营养不佳的患者，我们推荐家庭自制流质膳食，对于补充营养，改善恶病质，有一定帮助。如可用鸡肉、瘦肉、鱼类、虾和蔬菜等，先洗净、去骨、去皮、去刺、切成小块煮熟。馒头除去外皮、鸡蛋煮熟去壳分成块，莲子先煮烂、红枣煮熟去皮去核，将所需食物经过加工、煮熟后混合，加适量水一起捣碎搅匀，待全部呈无颗粒糊状再加少量盐、植物油边煮边搅拌，待煮沸后3～5分钟即可食用。

图书在版编目（CIP）数据

何裕民精准饮食抗癌智慧. 生了肺癌，怎么吃 / 孙丽红
主编. — 长沙：湖南科学技术出版社，2021.10 （2023.3 重印）
　ISBN 978-7-5710-1259-5

　Ⅰ．①何… Ⅱ．①孙… Ⅲ．①肺癌－食物疗法 Ⅳ．①
R273.059

中国版本图书馆 CIP 数据核字(2021)第 202793 号

何裕民精准饮食抗癌智慧

SHENG LE FEI'AI，ZENME CHI

生了肺癌，怎么吃

主　　审：何裕民
主　　编：孙丽红
出 版 人：潘晓山
策划编辑：梅志洁
责任编辑：唐艳辉
出版发行：湖南科学技术出版社
社　　址：长沙市芙蓉中路一段 416 号泊富国际金融中心
网　　址：http://www.hnstp.com
邮购联系：0731-84375808
印　　刷：长沙市宏发印刷有限公司
　　　　　（印装质量问题请直接与本厂联系）
厂　　址：长沙市开福区捞刀河大星村 343 号
邮　　编：410153
版　　次：2021 年 10 月第 1 版
印　　次：2023 年 3 月第 2 次印刷
开　　本：880 mm×1230 mm　1/32
印　　张：6.5
字　　数：141 千字
书　　号：ISBN 978-7-5710-1259-5
定　　价：38.00 元

饮食防癌抗癌宜忌速查表

▲ 可能有防治作用　　★ 已明确有防治作用　　● 明确增加风险　　■ 可能增加风险

类别	口腔癌	鼻咽癌	食管癌	肺癌（吸烟者）	肺癌（非吸烟者）	胃癌	胰腺癌	胆囊癌	肝癌	肠癌	乳腺癌（绝经前）	乳腺癌（绝经后）	卵巢癌	子宫内膜癌	宫颈癌	前列腺癌	胃癌	膀胱癌	皮肤癌
薯类			▲							▲			▲						▲
含膳食纤维食物			▲			▲	▲			★	▲	▲							▲
全谷物食物			▲			▲				★									
绿色蔬菜	▲		▲	▲	▲	▲	▲		▲	▲	▲	▲	▲			▲	▲	▲	▲
十字花科蔬菜			▲			▲				▲		▲							
非淀粉类蔬菜	▲									▲									
大蒜	▲	▲	▲	▲	▲	★	▲		▲	★	▲	▲	▲		▲	▲		▲	▲
水果	▲		▲	▲	▲	▲	▲		▲	▲									
柑橘类水果						▲										▲			
豆类						▲			▲			▲				▲			
坚果									▲	▲		▲				▲			
菌菇类					▲		▲						▲			▲			
高剂量β-胡萝卜素补充剂				●															
胡萝卜素/类胡萝卜素食物					▲						▲			▲					
含番茄红素食物																★			
含维生素C食物		▲								▲							▲		
含硒食物																▲			
黄曲霉毒素		■	■	■	■	■	■	■	■	■	■	■	■	■		■	■		
辣椒		■	■	●					■	■						■		■	
红肉				●			▲			●									

注：该表由何裕民教授领衔的中医学和合学派专家团队，在 40 多年饮食防癌研究的基础上，结合新版《饮食、营养、体育活动和癌症：全球视角》指南研制而成。

加工肉制品
鱼
广式腌鱼
熏制食物
烧烤食物
牛奶
乳制品
盐和腌制品
甜食
快餐
含砷饮用水
绿茶
高温饮料
含糖饮料
维生素E
体育锻炼
吸烟
酒类
久坐
肥胖
腹部肥胖
哺乳
咖啡
含钙食物